W0229409

Scharll   Bewegungstraining mit alten Menschen

Martha Scharll

Bewegungstraining mit alten Menschen

Gruppengymnastik / Spiele
Aktivpflege mit Übungen für Bettlägerige
und Schlaganfallpatienten

≡ TRIAS THIEME HIPPOKRATES ENKE

Umschlaggestaltung und Konzeption der Typographie:
B. und H. P. Willberg, Eppstein/Ts.

Umschlagzeichnung:
Friedrich Hartmann, Stuttgart

*CIP-Titelaufnahme
der Deutschen Bibliothek*

Scharll, Martha:
Bewegungstraining mit alten Menschen: Gruppengymnastik, Spiele, Aktivpflege mit Übungen für Bettlägerige u. Schlaganfallpatienten/ Martha Scharll. – 3. Aufl. – Stuttgart: TRIAS – Thieme Hippokrates Enke, 1989
   Frühere Aufl. im Verl. Thieme, Stuttgart, New York

(Die vorangegangenen Auflagen erschienen unter dem gleichen Titel mit der ISBN 3-13-563602-X im Georg Thieme Verlag innerhalb der Reihe »Thieme Ärztlicher Rat«)

© 1978, 1989 Georg Thieme Verlag
Rüdigerstraße 14,
D-7000 Stuttgart 30
Printed in Germany
Satz: Gulde-Druck GmbH, Tübingen,
Druck: Gutmann, Heilbronn

ISBN 3-89373-066-4   3 4 5 6

Wichtiger Hinweis: Medizin als Wissenschaft ist ständig im Fluß. Forschung und klinische Erfahrung erweitern unsere Kenntnisse, insbesondere was Behandlung und medikamentöse Therapie anbelangt. Soweit in diesem Werk eine Dosierung oder eine Applikation erwähnt wird, darf der Leser zwar darauf vertrauen, daß Autoren, Herausgeber und Verlag größte Mühe darauf verwandt haben, daß diese Angabe genau dem **Wissensstand bei Fertigstellung des Werkes** entspricht. Dennoch ist jeder Benutzer aufgefordert, die Beipackzettel der verwendeten Präparate zu prüfen, um in eigener Verantwortung festzustellen, ob die dort gegebene Empfehlung für Dosierungen oder die Beachtung von Kontraindikationen gegenüber der Angabe in diesem Buch abweicht. Das gilt besonders bei selten verwendeten oder neu auf den Markt gebrachten Präparaten und bei denjenigen, die vom Bundesgesundheitsamt (BGA) in ihrer Anwendbarkeit eingeschränkt worden sind. Benutzer außerhalb der Bundesrepublik Deutschland müssen sich nach den Vorschriften der für sie zuständigen Behörde richten.

Geschützte Warennamen (Warenzeichen) werden *nicht* besonders kenntlich gemacht. Aus dem Fehlen eines solchen Hinweises kann also nicht geschlossen werden, daß es sich um einen freien Warennamen handele. Das Werk, einschließlich aller seiner Teile, ist urheberrechtlich geschützt. Jede Verwertung außerhalb der engen Grenzen des Urheberrechtsgesetzes ist ohne Zustimmung des Verlages unzulässig und strafbar. Das gilt insbesondere für Vervielfältigungen, Übersetzungen, Mikroverfilmungen und die Einspeicherung und Verarbeitung in elektronischen Systemen.

≡ **Zu diesem Buch** 9

So kam es zu der Aktion der Bewegungsförderung 13

Die Alten-Rehabilitation 14

≡ **Die Alten-Gruppen-Gymnastik** 16

Allgemeine Ziele, Hinweise für die Praxis 16

Theoretische Hinweise von Fachleuten in bezug auf die
Alten-Gruppen-Gymnastik 17

Anmerkungen zur Biologie des Alterns 20

Methodische Anweisungen 22

Atmung 24

Bewegungslehre 25

Die Standard-Bewegungen 28

Drehen des Kopfes 28

Seitneigen des Kopfes 29

Schulter und Arm 31

Haltungs-Verbesserung – Rücken strecken 31

Training der Bauchmuskulatur 33

Streckung von Rücken und Hüftgelenken 34

Die »Stammübungen« 35

Sogenannte »Zusatzübungen« 36

≡ **I. Übungseinheit** 38

≡ **II. Übungseinheit** 44

≡ **III. Übungseinheit** 47

≡ **IV. Übungseinheit** 53

≡ **V. Übungseinheit** 57

≡ **VI. Übungseinheit** 60

≡ **VII. Übungseinheit** 63

≡ **VIII. Übungseinheit** 66

≡ **IX. Übungseinheit** 69

≡ **X. Übungseinheit** 72

≡ **Paarweise Gymnastik** 75

≡ **Klubarbeit: Partner-Übungen mit der »Wunderrolle«
am Tisch** 78

≡ **Bewegungsspiele** 80
    Vorbemerkungen 80
    Geschicklichkeitstraining 81
    Reaktionstraining 82
    Konzentrations- und Gedächtnistraining 84
    Bewegungsketten 85
    Einige Hinweise zur Wiederholung – als Warnung- und zur
    Ermunterung 87
    Verwendung von unkonventionellen Handgeräten 88
    Gemeinschaftsübungen am Seilring 98
    Gemeinschaftliche Ballspiele 98
    Spielerische Wettbewerbe 100
    Geschicklichkeitsspiel ohne Wettbewerbscharakter 101
    Schlußbetrachtung 104

≡ **Aktivpflege** 105
    Allgemeine Ziele, Hinweise für die Praxis 105
    Einleitung 110
    Vorbeugung 110
    Gute Haltung auch im Alter 115
    Schmerz und Steife im Schultergelenk 117
    Lagerung 118
    Kalte Hände und steife Finger 121

Gelenkserkrankungen 123

Fußbeschwerden 125

Der akut Kranke 127

Bettgymnastik in Form von isometrischer Arbeit 131
Re-Aktivierung 133

Typische Alters-Unfälle 137

Oberschenkelamputation 139

Einfachste Übungen im Bett für Rekonvaleszent und
Langlieger 140

Übungen in der Badewanne 141

Massage und passives Durchbewegen 142
Vorläufige Zusammenfassung 143

Schlaganfall 143
Funktionsgerechte passive Maßnahmen 148

Die Pflegestation 158

Gemeinsame »Gymnastik« für die Geübteren der Pflegestation 165

Schlußworte 169

≡ **Sachverzeichnis** 171

Zu diesem Buch

Diese Schrift ist weit davon entfernt, Methoden oder Technik krankengymnastischer Behandlung weitergeben zu wollen.

Meine Arbeit möchte vielmehr den alten Menschen und Heimbewohnern nützen, indem sie ihre Betreuer dazu anleitet, möglichst viele von den in jahrzehntelanger krankengymnastischer Tätigkeit gesammelten Erfahrungen zu verwerten. Die Pflegepersonen stehen vor der schwierigen Aufgabe, die für die moderne Altenpflege entscheidenden Grundbegriffe

»rehabilitieren – aktivieren – Aktivpflege«

in der Praxis zur Geltung zu bringen und gegen die in früheren Jahrzehnten traditionelle »Passivpflege« durchzusetzen.

Diese notwendig gewordene Umstellung der Altenpflege hätte von niemanden besser gesteuert werden können als von Krankengymnasten. Ich bin der Meinung, daß es nur mit ihrer Hilfe möglich ist und folge mit dem vorliegenden Buch dieser Überzeugung.

Im ersten Teil, Bewegungsförderung bei alten Menschen, werden zunächst theoretisch die aufgrund der medizinischen Altersforschung bekannten normalen Altersveränderungen und deren Folgen besprochen, soweit sie den Bewegungsapparat betreffen und zu mehr oder weniger Behinderungen führen.

Im folgenden praktischen Teil wird eine Alters-Gruppen-Gymnastik ausführlich beschrieben, die einer behindernden Entwicklung entgegenarbeitet. Sie soll sehr rüstigen, noch rüstigen und begrenzt leistungsfähigen alten Leuten, aber auch erheblich behinderten und alten Menschen in reduziertem Gesundheitszustand zugute kommen. Das ist möglich, weil als standardisierte Ausgangsstellung »Sitz auf dem Stuhl« gewählt wurde. Das angebotene wohldurchdachte und oft erprobte Übungs-Material für die Alten-Gruppen-Gymnastik enthält:

–   10 komplette Lektions-Einheiten, von denen jede aus 12 Übungen besteht.
–   6 davon mit besonders ausführlichen, 4 mit knapperen Angaben.

Der weit gespannte Bogen des Programms enthält außerdem:

–   15 ausführliche, aber variable Übungskombinationen für das Geschicklichkeits-, Reaktions-, Konzentrations- und Gedächtnistraining, eingebaut in Bewegungsübungen, Bewegungsketten (Sitztanz) und Gruppenspiele.

Weiter folgen

– ungefähr 15 Übungsserien, bei denen zwar unkonventionelle, aber altersgemäße Handgeräte Verwendung finden,
– außerdem Anleitungen zu Gruppenballspielen und vergnüglichen Bewegungsspielen mit versteckten Wettbewerben.

Den Schluß bilden Einzelbeispiele von Übungsserien für besondere Verwendungszwecke.

Am Anfang des zweiten Teiles des Buches, Aktivpflege, werden moderne »Aktivpflege« und die »Altenpflege« von einst einander gegenübergestellt. Es werden, als notwendige Voraussetzung, die Begriffe »Aktive und passive Bewegung« auf einfachste Weise erklärt und allgemeine Alltagsprobleme erörtert.

Der praktische Teil, der, das sei noch einmal betont, nicht etwa Behandlungs-Anweisungen, sondern pflegerische Maßnahmen schildert, ist gegliedert in folgende Abschnitte:

■   **Der noch rüstige Pflegling und seine Beschwerden**
■   **Vorbeugung als Beginn des Aktivierungsprogramms**
■   **altersbedingte Gelenksteifen und Altenübel »Arthrose«.**

Der nächste Abschnitt befaßt sich mit dem Akut-Kranken und dessen Rekonvaleszenz, mit Problemen, die bei Bettlägerigkeit auftreten, mit der möglichen Zusammenarbeit zwischen Patient und Pflegerin zur Krafterhaltung im Bett, mit der Vorbereitung des Wiederaufstehens, Gehens und Treppensteigens.

Weiterhin werden Altersunfälle bzw. deren Nachsorge besprochen, die nach Abschluß der Krankenhausbehandlung in die Hände der Pflegerin gelegt wird. Ihre pflegerische Aktivität soll u. a. in der Reaktivierung der Rekonvaleszenten und sog. »Langlieger« Ausdruck finden und die alten Menschen zur Eigeninitiative und zum Selbstüben veranlassen.

Für die von allen Beteiligten häufig gebrauchten Begriffe »Massage« und »Passives Durchbewegen«, die oft mißverstanden werden, ist eine Richtigstellung notwendig.

Ein ausgedehntes Kapitel gilt dem Schlaganfallpatienten, dessen Rehabilitation fast ausschließlich in Händen der Pflegerin liegt. Es folgen Ratschläge aller Art im Sinne der Re-Aktivierung, sie werden begründet und erklärt und reichen von der Bewegungs-Erhaltung bis zur Verhütung von Kontrakturen bzw. deren Überwindung, von der zweckmäßigen Lagerung bis zur Vorbereitung und Einleitung des Wieder-Aufstehens. Sie enden schließlich mit Reaktivierungsversuchen bei Heimbewohnern, die aufgrund lange zurückliegender Schlaganfälle unter erheblichen Folgeerscheinungen leiden.

Alles, was beim Thema »Schlaganfall« zu Worte kommt, ist auch auf der Pflegestation anwendbar, deren Anliegen als letztes besprochen werden. Zum Schluß folgen Vorschläge für gemeinsame »Gymnastik«, auch der Alten auf dieser Abteilung.

Die beiden Teile dieses Buches wollen den Betreuern sowie den alten Menschen einfaches Grundwissen vermitteln und dazu Vorschläge, Anregungen und technische Hinweise, die aus eigener praktischer Erfahrung stammen, anbieten.

Wissen und Können allein sind freilich nicht ausschlaggebend für Wert und Erfolg einer Leistung; es kommt letztlich auch auf die treibenden Kräfte an, zu denen in diesem Fall Freude, Liebe und Treue zur Aufgabe zählen.

Ich möchte wünschen, daß der Inhalt für den alten Menschen und seine Pflegerin eine zusätzliche Bereicherung, Anleitung und Aufforderung zugleich bedeutet.

Möge das Buch dazu beitragen, vielen alten Menschen ihren Lebensabend zu erleichtern.

MARTHA SCHARLL

≡ So kam es zu der Aktion der Bewegungsförderung

Die Erfahrung einer jahrzehntelangen eigenen Tätigkeit in der Nachbehandlungs-Abteilung der Orthopädischen Universitäts-Poliklinik München führte zu der Erkenntnis, daß man bei älteren und alten Patienten die jeweils vorausgegangene individuelle Behandlung mit einer Gruppengymnastik abschließen sollte. Schon bald nach ihrer Einführung wurde das von Anfang an beliebte »Alten-Gruppen-Turnen« auch zum Selbstzweck. Die Teilnehmerzahl wuchs, Altenheime erfuhren von dieser Einrichtung und bemühten sich darum, ihren Bewohnern ebenfalls »Altengymnastik« zu bieten. So entstand die Notwendigkeit, den interessierten Häusern bei der Realisierung ihrer Wünsche und Forderungen behilflich zu sein. Dies geschah teils durch Beratung und Belehrung der Betreuungspersonen, teils durch Gespräche und praktische Versuche mit den Heimbewohnern selbst.

Immer mehr Altenbetreuungsstätten kamen der ärztlichen Forderung nach, daß »aktivierende Maßnahmen« allgemeiner und gezielter Art Kern der modernen Altenpflege werden müssen, und daß die klassische »Passiv-Pflege« von einst durch zeitgemäße »Aktiv-Pflege« zu ersetzen sei.

Die Aufgabe, »unsere« erprobte Alten-Gruppen-Gymnastik zu verbreiten, wuchs. Da sie aber schwerpunktmäßig auf Prophylaxe abgestimmt war, konnte sie den neuen Erkenntnissen der Geriatrie nicht mehr genügen. Es mußten Methoden erprobt und Wege gefunden werden, um auch jene Bejahrten, deren Bewegungsapparat schon gelitten hatte, die Behinderten in reduziertem Allgemeinzustand und andere alte Menschen in die Aktion »Bewegungsförderung« mit einbeziehen zu können. Mit den Erfahrungen aus der langen aktiven Klinik-Praxis gelang es, ein auf den eben genannten Zweck bezogenes Angebot für Bewegungsförderungs-Maßnahmen auszuarbeiten. Zur Weiterverbreitung mußte das Übungsmaterial allerdings in angemessenem Rahmen durch ein theoretisches Gerüst unterbaut, entsprechend abgegrenzt und mit eindeutigen Anweisungen versehen werden. Die ersten Unterweisungen mit zunächst praktischer Demonstration erfolgten meist an Ort und Stelle, häufige Kontrollen schlossen sich in der Folgezeit an. Zwar mußte manches immer wieder umgestellt, neu angepaßt, korrigiert und auch intensiviert werden. Doch schon nach relativ kurzer Zeit wurden alle Beteiligten, d. h. die aktiven und auch die passiven, von unerwarteten Erfolgen überrascht. Diese Auswirkung überzeugte schließlich von der neuen Konzeption und spornte zu weiteren Bemühungen an.

≡ Die Alten-Rehabilitation

Dieser Begriff hat heute Geltung für die Alten-Betreuung im allgemeinen, im besonderen aber für unsere aktivierende Arbeit.

Die Alten-Rehabilitation umfaßt alles, was getan werden kann, um den alten Menschen in unserer Gesellschaft den Lebensabend so angenehm wie möglich zu gestalten.

Sie enthält die Anerkennung für seine im Interesse der Allgemeinheit geleisteten Dienste, sie soll aber auch dem nun alt Gewordenen Gelegenheit bieten, seine im Lauf der Zeit erworbenen wertvollen Erfahrungen und Kenntnisse an die jüngere Generation weiterzugeben.

Die Alten-Rehabilitation will verhindern, daß dem Bejahrten trostlose Einsamkeit und schwerer körperlicher Verfall am Ende seines Lebens bevorstehen.

Über die zuständigen Organisationen bietet man dem alten Mitbürger Vorteile und Sonderleistungen auf vielerlei Gebieten an, aber es gibt Senioren, deren persönliche Aktionsfähigkeit nicht mehr ausreicht, um sie wahrzunehmen. Mit anderen Worten: Nur solange der Bejahrte imstande ist und bleibt, seinen Alltag noch selbständig zu bewältigen, über diesen zu bestimmen und ihn nach seinen eigenen Wünschen zu gestalten, kann er diese Errungenschaften nutzen und genießen. Unser Ziel ist es, ihm zu helfen und in ihm den Willen zu wecken, sich bis zuletzt diese bedeutungsvolle Unabhängigkeit zu bewahren. Selbstverständlich ist diese nämlich keineswegs. Bestimmte Veränderungen am Bewegungsapparat und an den Organsystemen, die den Alterungsvorgang begleiten, beeinflussen, unabhängig von etwaigen Erkrankungen, die Lebensvorgänge. Wir sind dazu aufgerufen, diese »Begleitumstände« des Alters nicht zu funktionellen Störungen ausarten zu lassen, die der Aktivität bedrohlich werden und Sicherheit, Selbständigkeit, Unabhängigkeit eines Bejahrten gefährden.

Zweifellos ist diese Aufgabe ein Schwerpunkt der modernen Altenbetreuung.

Das Wissen um diese Gefahr verdrängte die frühere passive Form der Altenpflege zugunsten von Aktivität und Aktivierung. Deshalb ist heute die pflegerische Betreuung des alten Menschen überall dort als vorbildlich anzusehen, wo ihm Liebe und Fürsorge zuteil werden und die Aktivpflege vorurteilslos praktiziert wird; mit Hilfe aufgeschlossener Pflegerinnen, die bereit sind, Altes, Erprobtes mit Neuerlerntem, Modernem zu vereinen. Auf diese Weise soll erreicht werden, den noch Rüstigen ihre Bewegungsfähigkeit und damit die Freude an der körperlichen Aktivität zu erhalten, die Ängstlichen zu neuen Bewegungsversuchen zu ermutigen und schon Behinderte noch einmal anzuspornen, sich »dennoch« zu bewegen. Vielleicht ist sogar zu erreichen, daß selbst Schwergeschädigte, die sich von dieser Aktivität erfassen lassen, nicht allzu früh Pflegefälle werden.

Unter diesen Gesichtspunkten übergebe ich in diesem Band je ein abgeschlossenes »Programm« für den gymnastischen und für den pflegerischen Teil der »Bewegungsfördernden Arbeit« zum einen an die leitenden Kräfte der maßgeblichen Häuser, zum anderen – mit besonders guten Wünschen – an alle, die für die Durchführung dieser Aufgabe an vorderster Front stehen: Das sind die Altenpflegerinnen und Pflegeschwestern bzw. ihre männlichen Berufsgenossen und deren allerengster Mitarbeiterkreis. Nicht zuletzt sei meine Arbeit den Klassen der Altenpflegeschulen gewidmet.

Das Studium dieser Schrift soll keine Fachkräfte der Bewegungstherapie ausbilden, ich hoffe aber, daß es mir gelingt, mit dieser Zusammenstellung alle Zuständigen zu interessieren, auch Verständnis, Eifer, guten Willen zu wecken, um so der neuen Richtung in der Altenpflege zum Durchbruch zu verhelfen. Dann wird hoffentlich bald lebendige, moderne Aktivpflege die überholten Methoden der Passivpflege ablösen und die Alten-Gruppen-Gymnastik den Heimbewohnern und ihren Betreuern ein unentbehrlicher Bestandteil im Ablauf ihres Alltags sein.

Die Alten-Gruppen-Gymnastik

≡ Allgemeine Ziele, Hinweise für die Praxis

Bezeichnungen wie »Alten-Gruppen-Gymnastik«, »Seniorengymnastik« und ähnliche tauchen immer häufiger im Sprachgebrauch auf, allerdings ohne genauer auszudrücken, was unter den verschiedenen Aktionen zu verstehen ist.

Im *allgemeinen*, öffentlichen Bereich finden sich z. B. Gruppen älterer Menschen aus eigenem Antrieb zusammen, mit der Absicht, sich körperlich fit zu halten, sei es durch Gymnastik, Bewegungs-Spiele, Alters-Sport, Wandern o. a. Sie führen ihre Planungen z. T. selbst durch oder suchen die Führung von Fachkräften. Diese bieten ihrerseits Veranstaltungen dieser Art für interessierte Senioren an, eventuell zusammen mit einschlägigen Organisationen.

Im *internen* Bereich, d. h. hauptsächlich in den Heimen, sieht die Situation anders aus. Hier müssen die Betreuer die Initiative ergreifen, um die alten Menschen zunächst einmal auf die Möglichkeit, die Notwendigkeit und den Nutzen körperlicher Betätigung gerade im Alter hinzuweisen, um sie dafür zu gewinnen und sie schließlich anzuleiten.

Viele Betreuer der zahlreichen Altenklubs, Altenbegegnungs- und -erholungsstätten sind dazu übergegangen, ihren Gästen und Schützlingen neben der praktischen Hilfe und Unterhaltung auch ein Fitness-Training im gegebenen Rahmen anzubieten.

Hoffentlich erfährt dieses erfreuliche Bemühen weiteren Aufschwung, so daß Verbreitung und Qualität der Alten-Gruppen-Gymnastik weiter zunehmen. Innerhalb der Heime hat man verschiedene Leistungsstufen eingeführt, denn es gibt Bewohner, die noch selbständig und leistungsfähig sind, ebenso wie mehr oder weniger hilfsbedürftige Insassen und schließlich jene auf der Pflegestation. Die Durchführung der Alten-Gruppen-Gymnastik, der reaktivierenden Maßnahmen und auch der Aktiv-Pflege liegt meistens in den Händen der dort tätigen Altenpflegerinnen bzw. -pfleger und Pflegeschwestern. Natürlich kann die Anregung auch von den alten, aktiven Menschen selbst ausgehen. Die Mehrzahl der Betreuer sind heute gut vorbereitet und ausgebildet, so daß sie diese Aufgaben übernehmen können, denn es hat sich erwiesen, daß Improvisation und Dilettantismus hier fehl am Platz sind. Wenn Freude an der Sache, Eifer, guter Wille und das nötige Quantum Wissen sich ergänzen, dann können alle Möglichkeiten, die wir unseren alten Leuten durch die Alten-Gruppen-Gymnastik bieten wollen, ausgeschöpft werden. Unser Ziel ist es, den Alternden und Alten alle Fähigkeiten, die sie noch besitzen, zu erhalten bzw. verlorengegangene zum Teil wiederzugewinnen, wenigstens in dem Maß, daß sie unabhängig von ständiger Betreuung oder gar von Dauerpflege im Heim bleiben können. Sie sollen wieder Freude an der Bewegung finden, Sicherheit gewinnen, Selbstvertrauen und auch geistige Anregung in der Gemeinschaft einer Gymnastikgruppe erleben.

≡ Theoretische Hinweise von Fachleuten in bezug auf die Alten-Gruppen-Gymnastik

Bevor wir Technik und Methodik unserer Gymnastik besprechen, müssen wir uns mit den medizinischen Erkenntnissen, die sich auf die altersgemäßen körperlichen Veränderungen beziehen, auseinandersetzen.

Die Stoffwechselveränderungen der späteren Lebensjahre beeinflussen nicht nur die Organsysteme, sondern auch den Bewegungsapparat. So reduziert sich die Masse der Muskeln um etwa ein Drittel, die Knochen werden brüchiger, die Knorpelsubstanz verändert sich. Gelenkkapseln, Sehnen und Bänder werden spröder, ihre Elastizität nimmt ab.

Diese Veränderungen sind ein Grund dafür, daß Schwung oder weit ausholende Bewegungen vermieden und Dehnungen unterbleiben sollten. Bei Bewegungen wird das Gleiten der oft ohnehin rauh gewordenen Gelenkflächen aufeinander und das der Sehnen in ihren Hüllen erschwert, weil sich die Gleitflüssigkeit innerhalb der Gelenkkapseln und in den Sehnenscheiden verringert. Beides kann Schmerzen verursachen und auch den Bewegungsausschlag der betroffenen Gelenke vermindern.

Wir dürfen deshalb versuchen, mit Hilfe allgemeiner vom Patienten selbst ausgeführten Übungen die mehr oder weniger eingeschränkte Bewegungsfähigkeit wieder etwas zu vergrößern, dürfen aber nie passiv, d. h. mittels fremder mechanischer Kräfte mobilisieren.

Auch der Wasserhaushalt des Körpers unterliegt den altersgemäßen Veränderungen. Der Flüssigkeitsbestand in den Geweben nimmt um ca. 25% ab (faltige Haut!). Davon sind auch die Zwischenwirbelscheiben (Bandscheiben) der Wirbelsäule betroffen, die dadurch an Höhe und Elastizität verlieren. Die Wirbelsäule sinkt in sich zusammen – der alte Mensch wird kleiner – und ihre Bewegungsfähigkeit wird eingeschränkt. Beim häufigen und oft gleichbleibenden Sitzen alter Leute besteht die Gefahr, daß sich nicht nur die Bandscheibe, sondern auch die Wirbelkörper unter dem ständigen Druck an ihrem vorderen (ventralen) Abschnitt verschmälern. Das führt u. a. dazu, daß sich der Altersrücken immer mehr rundet und schließlich in dieser Form versteift, wenn Gegenmaßnahmen unterbleiben.

Wir müssen es deshalb als einen Schwerpunkt unseres gesamten Programms betrachten, den alten Leuten zu lehren und sie immer wieder aufzufordern, sich bewußt und mit eigener Kraft aus der vornüberhängenden Haltung so gut es geht aufzurichten. Dagegen kann jeder Versuch schaden, der den runden Rücken eines alten Menschen passiv, d. h. in diesem Fall mit unseren Händen, aufrichten will.

Voll leistungsfähig sind nur gut durchblutete Muskeln. Doch im Alter läßt auch im Bereich des Bewegungsapparates, und hier besonders in den Haargefäßen, die Durchblutung nach, so daß sich Schlacken anhäufen.

Daraus ist eine alte Erfahrung abzuleiten: Fühlen sich die Hände eines Gymnastikteilnehmers nach Schluß der Lektion kalt und feucht an, während sie sonst normal warm sind, so ist das ein Zeichen dafür, daß während der geforderten Leistung die Muskulatur nicht ausreichend durchblutet war. Test-Möglichkeit für die Richtigkeit unserer Programm-Dosierung: In Zweifelsfällen Händedruck vor und nach der Gymnastik.

Die Ausdauer der Übenden hängt weniger von ihrer Energie und den geistigen Fähigkeiten ab, als vielmehr von einer gut funktionierenden Durchblutung. Mangelhafte Durchblutung hemmt die agierenden Muskeln.

Es wird daher nicht gelingen, die alten Leute zur Ausdauer zu erziehen, indem man etwa ein und dieselbe Übung oft hintereinander wiederholen läßt. Man sollte vielmehr öfter pausieren und variieren, um es nicht zum besagten Durchblutungs-Abfall kommen zu lassen.

Untersuchungen am gealterten Nervensystem haben gezeigt, daß jene Bewegungen, die automatisch ablaufen, dem Menschen kinetische Energie ersparen, während andererseits das Erlernen neuer Bewegungen Kraft kostet, dafür allerdings in vieler Beziehung anregt.

Wir werden uns demnach bemühen, bei unserer Gymnastik im allgemeinen zwischen beiden Möglichkeiten abzuwechseln und nur gelegentlich die eine oder die andere zu betonen.

Weiterhin ist erwiesen, daß im Laufe des höheren Lebensalters Reaktions- und Konzentrationsvermögen abnehmen, ebenso auch das Frisch-Gedächtnis. Doch bleiben diese Funktionen alle bis zu einem gewissen Grad üb-bar.

Es steht fest, daß die Alltags-Selbständigkeit, die wir ja den alten Menschen erhalten und wiedergewinnen wollen, nicht zuletzt auch von diesen Funktionen abhängig ist. Deshalb werden wir selbstverständlich Reaktions-, Konzentrations- und Gedächtnis-Übungen unserem Gymnastik-Programm zuordnen.

Durch die altersgemäße Veränderung des arteriellen Gefäßsystems, die Arteriosklerose, kann es beim alten Menschen zu höheren Blutdruckwerten kommen. Aufgrund dieser Tatsache üben wir mit alten Leuten, mindestens in unseren Heimen, nie im Liegen auf Matten, sondern führen unsere ganz speziell für sie aufgebaute Gruppen-Gymnastik ausschließlich auf und an Stühlen durch. Außerdem ist diese Ausgangsstellung die Voraussetzung dafür, daß wir allen, auch den Behinderten, die Teilnahme an »ihren« Turnstunden ermöglichen können.

— *Weitere Überlegungen zu diesem Thema:*

Matten müssen beschafft, gestapelt, immer wieder ausgelegt und weggeräumt werden. Auf diesen könnte außerdem nur mit entsprechender Turnkleidung gearbeitet werden, deren Anschaffung aber kaum zu fordern ist. Auch würden Hinlegen und Aufstehen den ohnehin reduzierten Kräftezustand unserer alten Leute belasten, ohne ihnen Gewinn zu bringen. Weiter bedeutet für alle mit nicht mehr voll streckbarem Rücken das Liegen auf flacher fester Matte nicht nur eine Unannehmlichkeit, sondern auch Erschwerung der Atmung, ungünstige Kopfhaltung und gesteigerter Kraftaufwand, weil Eigengewicht und Anziehungskraft in der Horizontalen schwerer zu überwinden sind. Es entfallen das Vorbild des Leiters wie der Kontakt zum Partner, und schließlich haben wir uns die Aufgabe gestellt, alltägliche Gebrauchsbewegungen zu trainieren. Diese erfolgen aber in senkrechter Haltung und nicht im Liegen. Dem oft eingebrachten Argument, daß bei stets sitzender Ausgangsstellung die Bein- und Fußmuskeln nie arbeiten müßten, ist entgegenzusetzen: Wir wiederholen laufend bei jeder Lektion: »Bei allen Übungen müssen immer beide Fußsohlen fest auf dem Boden stehen bleiben«. Ohne diese Forderung würde sich bei jeder Seitenverlagerung des Rumpfes z. B. nach links als Balanceausgleich das rechte Bein vom Boden heben. Um diese Reaktion aktiv zu unterdrücken, bedarf es kräftiger Fuß- und Beinarbeit.

≡   ## Anmerkungen zur Biologie des Alterns

Auch die Biologie beschreibt uns alters-typische Vorgänge, die wir bei der gesundheitlichen Altenbetreuung im allgemeinen und bei unserer gezielten Gymnastik im besonderen beachten sollten, um Schäden zu verhüten.

Sowohl der junge als auch der ausgereifte menschliche Organismus kann gesteigerte körperliche Leistungen, die erheblichen Kraftaufwand fordern, vollbringen, weil unentwegt eine Zell-Erneuerung stattfindet. Anders ist dieser Vorgang in den späteren Jahren des Lebens. Die sog. »Altersschwäche«, die, mehr oder weniger ausgeprägt, unabwendbar den normalen körperlichen Abbau begleitet, kommt zustande, weil einerseits der Zell-Verbrauch bei körperlicher Leistung im Alter wesentlich höher ist als in der Jugend, andererseits die Zellen nur noch zögernd und nicht mehr vollzählig ersetzt werden.

Es trifft daher nicht zu, daß im Alter vollbrachte überdurchschnittliche, bewußt hochgetrimmte, vielleicht sogar erzwungene körperliche Leistungen etwa eine »Verjüngung« hervorbringen, kraftfördernd wirken, den normalen Kräfteschwund aufhalten oder gar verhüten können.

Übersteigerte Leistungen alter Leute bedeuten vielmehr einen Übergriff auf jene wichtigen Kraftreserven, die zwar jeder Ältere begrenzt besitzt, die aber zugleich ein Reservoir bilden, aus dem der Organismus gegebenenfalls jene entscheidenden zusätzlichen Kräfte schöpfen muß, die er z.B. für die Überwindung einer akuten Krankheit nötig hat.

Aus diesem Wissen folgern wir für unsere Gymnastik: Die Übungen für die Alten-Gruppen-Gymnastik sollten allgemein und für die einzelnen Lektionen so gewählt und gestaltet werden, daß zwar alle Möglichkeiten, die der Rehabilitation dienen, voll ausgeschöpft werden, aber kein Teilnehmer überfordert wird.

Nach den geriatrischen und biologischen müssen auch psychologische Aspekte bei der Altengymnastik Beachtung finden. So muß betont werden, daß wir die Teilnehmer am Altenturnen nicht als »senile Alte« ansehen dürfen, bei denen es »ja nicht mehr darauf ankommt«, und auch nicht als schon wieder »infantil« Gewordene, denen die Übungen in einer Art und Weise offeriert werden, wie sie etwa für Kindergruppen angebracht sind.

Aus psychologischer Sicht wird *gefordert*, daß Altengymnastik *gruppenweise* stattfinden muß, auch, oder gerade dann, wenn die Teilnehmer in vieler Beziehung grundverschieden sind. Diese Forderung beruht auf der Erkenntnis, daß im Rahmen der Übungsgruppe immer Hilfsbereitschaft, Rücksichtnahme und Anpassung zustande kommen, daß Vergleiche zwischen der eigenen und der nachbarlichen Leistung oft recht lehrreich sind und Verschlossenheit oder Unduldsamkeit abgebaut werden. Bei Bewegungsspielen und kleinen Wettbewerben, die sich ja nur in einer Gruppe durchführen lassen und nie fehlen dürfen, treffen viele menschliche Eigenarten zusammen und müssen hier toleriert werden. Gelingt dies im kleinen Kreis der Gymnastikgruppe, so läßt sich die neue Einstellung zum Partner vielleicht auch auf die große Gemeinschaft übertragen. Schon diese und ähnliche Gesichtspunkte sprechen für die Gruppenarbeit. Es gibt aber noch triftigere Gründe: Von der Gruppengymnastik wird niemand ausgeschlossen oder dispensiert, und es wird auch nicht zugelassen, daß jemand sich absondert. Nach anfänglichen Schwierigkeiten erweisen sich oft gerade die typischen Einzelgänger in der Gruppe als besonders tüchtig. Dafür finden sie Anerkennung, lernen vielleicht die Gemeinschaft wieder schätzen und lösen sich so freiwillig aus der Isolierung. Mancher Bejahrte, der im Alltag Hand und Arm oder seine ganze Person ängstlich schont und sich angewöhnt hat, ständig Hilfe in Anspruch zu nehmen, vergißt dies beim gemeinsamen Üben und merkt plötzlich, daß ihm manches noch gelingt, was er längst aufgegeben hatte. Hoffnung und Selbstbewußtsein kehren wieder. Es lohnt sich dann, die neue Aktivität zu pflegen und weiterzuentwickeln, denn vielleicht gewinnt der alte Mensch auf diese Weise seine Alltags-Selbständigkeit wieder. Es ist psychologisch so wichtig, jede Anstrengung, die ein Behinderter im Rahmen der Gymnastik wagt, ganz besonders anzuerkennen, damit sein Selbstvertrauen gestärkt und ihm wieder Mut gemacht wird. Fehler am *einzelnen* Teilnehmer zu korrigieren ist weniger ratsam, als verbessernde und aufmunternde Zurufe an die ganze Gruppe zu richten. Doch ist dabei zu bedenken: Bewegungs- und Formgefühl sind im Alter kaum mehr vorhanden. Für jeden Teilnehmer muß »seine« Gemeinschaftsgymnastik immer ein fröhliches Erlebnis sein und Wohlbefinden hinterlassen. Deshalb dürfen Spiel – Wettbewerb – Musik und vor allem viel Anlaß zur Heiterkeit nie fehlen. Lachen ist im Alter Medizin! Es löst Spannungen, überwindet Hemmungen, lenkt Ängstliche ab und entwaffnet Unzufriedene. Das vergnügte Lachen seiner alten Teilnehmer ist dem Übungsleiter Lohn für seine Mühe.

☰ Methodische Anweisungen

Eine Übungsstunde ohne Pause sollte höchstens 45 Minuten dauern. Gut programmiert reicht diese Zeit aus, um alle zu fördern – ohne das Ausdauervermögen und schwächere Teilnehmer zu überfordern.

An einer Gruppenstunde sollten nie mehr als 15–18, im äußersten Fall 20 alte Leute teilnehmen.

Es ist unbedingt notwendig, daß der Übungsleiter stets jeden einzelnen gut im Blickfeld hat, damit er sofort eingreifen kann, falls ein Teilnehmer seine Gesichtsfarbe wechselt, Erschlaffungsmerkmale zeigt, oder aber ein Behinderter schnellen Beistand nötig hat. Derartige Zwischenfälle können jederzeit eintreten; es wäre Fahrlässigkeit, wenn sie unbemerkt blieben.

Ebenfalls aus Gründen der Überschaubarkeit ist es ratsam, die Teilnehmer – auf ihren Stühlen – im Stirnkreis zu gruppieren.

- Stirnkreis – Gesicht aller ist zur Kreismitte gerichtet,
- Flankenkreis – je eine Körperseite (Flanke) ist zur Kreismitte gerichtet.

Bei der Zusammenstellung des Stundenprogramms ist darauf zu achten, daß Spannung und Entspannung in rhythmischen Abständen wechseln, die Übungsfolge dynamisch abläuft.

- Gleichmäßiger Wechsel von Spannung und Entspannung kann die Arbeit der Kreislauforgane sowohl fördern als unterstützen.
- Unter »dynamischem Ablauf« ist hier zu verstehen: Anfangs langsames Tempo und geringer Krafteinsatz – dann schnelleres Tempo und ansteigender Kraftverbrauch – schließlich Tempo und Leistung zum Ende hin wieder abklingen lassen.

Alten-Gruppen-Gymnastik sollte am späteren Vormittag oder am Nachmittag stattfinden, nicht früher als 2 Stunden nach der letzten Mahlzeit. Gruppen-Turnen als sog. »Morgengymnastik« anzusetzen ist ungünstig, denn der Organismus älterer Menschen benötigt nach der Nachtruhe eine relativ lange Anlaufzeit, ehe er seine normale Leistungsbereitschaft und -fähigkeit erreicht.

Mit älteren oder gar alten Menschen frei im Raum stehend zu üben, ist gefährlich, weil ihr Gleichgewichtssinn mehr oder weniger beeinträchtigt und die Standfestigkeit nicht mehr absolut zuverlässig ist.

– Noch einmal: Wir lehnen Liegen auf Matten als Ausgangsstellung begründet ab (s. S. 19). Vom Üben im Stand wird ebenfalls abgeraten, denn man müßte dabei Gehbehinderte, Stockbenutzer, Fahrstuhl-Insassen und Personen mit gestörtem Gleichgewicht von den Übungen ausschließen. Daraus ergibt sich: Unsere Alten-Gruppen-Gymnastik findet im Sitzen auf einem Stuhl statt. Der verwendete Stuhl soll 4 feste Beine und eine möglichst senkrechte Rückenlehne haben, jedoch keine Armteile.

Die Größe des Gymnastikraumes kann nur als »Soll« angegeben werden, d. h. 2 m Abstand von Teilnehmer zu Teilnehmer bei Stirnkreis-Formation, also so viel Platz, um beide Arme frei nach der Seite ausstrecken zu können; dazu je eine Beinlänge nach hinten und nach vorn freier Raum. Das Mindest-Soll, also sozusagen das »Muß«, wäre: Ellenbogen-Freiheit für jeden Teilnehmer. Notwendig sind außerdem gute Durchlüftung des Raumes und normale Zimmerhöhe. Sofern im Gebäude kein Gymnastikraum vorhanden oder vorgesehen ist, kann der möglichst leergeräumte Speisesaal oder Aufenthaltsraum, auch die Eingangshalle, ein Flur, eine Terrasse oder ähnliches als Übungsraum benutzt werden. Jedenfalls sollte das Zustandekommen einer Alten-Gruppen-Gymnastik nicht am Raumproblem scheitern.

Besondere Turnkleidung kann im gegebenen Rahmen kaum gefordert werden. Sollte ein Teilnehmer im Turn- oder Trainingsanzug erscheinen, so ist das gern gesehen und regt vielleicht zur Nachahmung an. Im allgemeinen genügt Tageskleidung. Haus- oder einfache Turnschuhe statt Straßenschuhen sind empfehlenswert, um auch den Füßen Bewegungsförderung zukommen zu lassen.

Handgeräte gelegentlich zu verwenden, ist von Vorteil. Sie sorgen nicht nur für Abwechslung und Spaß, sondern steigern oft auch die Intensität der Bewegungen, besonders der gichtischen Hände und Finger unserer alten Teilnehmer. Selbstverständlich müssen diese Geräte den besonderen Ansprüchen der Alten-Gruppen-Gymnastik entsprechen, d. h. sie müssen leicht und weich (sonst Verletzungsgefahr, Brillenrisiko), gut sichtbar (Sehbehinderte) und außerdem griffig sein (ungeschickte Hände und Finger). In Frage kommen: Plastikringe, bunte Tücher, Wollknäuel, Plastik-Topfreiber, Papprollen, Seilstücke, Wasserbälle u. ä. Holzstäbe, Keulen, Hanteln, Vollbälle sind dagegen absolut ungeeignet.

Für die regelmäßige Tempo-Angabe durch den Leiter – ohne die wir hier nicht auskommen – eignet sich am besten das Tamburin, weil es sehr gut hörbar ist.

Außerdem sollte öfter Musik die Alten-Gruppen-Gymnastik auflockern; sie erhöht das Vergnügen. Als verwendbare Musikinstrumente eignen sich Klavier und Harmonika am besten. Eine optimale Lösung ist es, wenn die Spieler der Instrumente sich frei den Bewegungsrhythmen anpassen können. Bewährte »Life«-Veranstaltungen dieser Art kann man gegebenenfalls auf Band aufzeichnen und bei Bedarf wieder abspielen. Es ist unvermeidlich, daß Bewegungen nach Musik ungenauer werden. Dafür ist das Vergnügen um so größer. Der Leiter muß aber stets seine Teilnehmer im Auge behalten und eher die Musik unterbrechen, als die Leistungsfähigkeit seiner Teilnehmer zu überfordern.

Rhythmusangabe durch die Teilnehmer selbst, z.B. Klatschen, Klopfen, Stampfen, läßt sich gut mit Reaktions-, Gedächtnis- und Konzentrationsübungen kombinieren.

– Der Leiter darf aber nicht vergessen, daß Rhythmus-»Geben« mehr anstrengt, als einem Rhythmus zu »folgen«. Das gilt besonders für Singen, Sprechen, Summen während der Bewegung.

Art und Weise der Durchführung von Reaktions-, Gedächtnis- und Konzentrations-Training ergibt sich aus den Übungszusammenstellungen. Spiel und Wettbewerb im Rahmen der Alten-Gruppen-Gymnastik sollten immer solcher Art sein, daß sich die ganze Gruppe ohne Ausnahme daran beteiligen kann. Es ist für den Leiter nicht ganz einfach, geeignete Spiele auszuwählen und so zu gestalten, daß er dabei Geschickten wie Behinderten gleichermaßen gerecht werden kann und beim Spiel die Kameradschaft fördert. Gelegentlich passen eine Polonaise, ein alter Reigen, ein langsamer Walzer oder eine gemütliche Polka gut in unser Programm. Solche nostalgische Abwechslungen sind wertvoll und beliebt. Immer ist aber zu bedenken, daß auch die Behinderten der Gruppe irgendwie in das Vergnügen miteinbezogen werden.

═══ Atmung

Das Thema »Atmung« wurde bewußt an den Schluß gestellt. Sowohl »Atmung üben« als – noch mehr – »Atmung schulen« verlangen im allgemeinen zuerst eine Analyse, danach, wenn nötig, die individuelle Umstellung des Atmungsvorgangs bei dem Betreuten. Schon die Ausführung der ersten Forderung, und erst recht die der zweiten, ist an bestimmtes Wissen und Können gebunden, gehört also in den Bereich »Behandlung« und damit in die Hände von Therapeuten bzw. von Atem-Technikern.

Es wäre vermessen, im Rahmen einer Gruppen-Übungsstunde mit älteren und sehr alten Menschen von »Atemübung«, d. h. dem Üben richtiger Atmung, oder gar von »Atemschulung« sprechen zu wollen. Wir begnügen uns vielmehr damit, unseren Leuten die Wichtigkeit der meistens vernachlässigten Aus-Atmung zu erklären und diese mit ihnen im Laufe aller Lektionen so oft als möglich zu üben. Dabei sind wir besonders darauf bedacht, daß es während der Übung nicht zum Anhalten des Atmens kommt. Im Rahmen des Übungsprogrammes nennen wir unsere Atmungsaktionen »Lüftungs-Übungen«.

≡ Bewegungslehre

Die Anatomie beschreibt uns das Gerüst und die mobilen Elemente des menschlichen Bewegungsapparates im Zustand der Ruhe; die Bewegungslehre erklärt uns das Funktionieren der einzelnen Teile und ihr Zusammenwirken bei Bewegungen.

Eine unserer dringlichsten Aufgaben im Rahmen der Bewegungsförderung alter Menschen ist es, helfend einzugreifen, bevor sich im Verlauf des Alters einzelne oder alle Bewegungsfunktionen im nachteiligen Sinne derart verändern, daß sie in Bewegungsunfähigkeit enden. Wir werden uns also anhand der Bewegungslehre zunächst über die normalen Bewegungsfunktionen unseres Lebens und ihre Zusammenhänge orientieren und dann unsere Bejahrten bei ihrem alltäglichen Verhalten beobachten, um festzustellen, wieweit jeder den für seinen Tageslauf gebräuchlichen und notwendigen körperlichen Leistungen noch gewachsen ist. So werden wir – eher als der Betroffene selbst – seine Schwierigkeiten und Schwächen erkennen. Denn er registriert diese erst dann, wenn sie schon so zugenommen haben, daß sie ihm deutlich Beschwerden verursachen. Die Möglichkeit, dem Fortschreiten der Behinderung vorzubeugen, Beschwerden zu mindern und die schon bestehenden Schwierigkeiten abzufangen oder zu kompensieren, besteht in der zweckmäßig programmierten Bewegungsförderung im Rahmen einer Gruppen-Gymnastik. Einer zweckmäßigen Programmierung muß aber ein bestimmtes Konzept zugrunde liegen. Im Interesse eines möglichst unbeschwerten Alltagslebens unserer Betreuten planen wir:

1. vorzubeugen, daß die normalen altersbedingten Bewegungs-Einschränkungen sich nicht weiter ausbreiten,
2. den Tagesablauf bereits erschwerende Behinderungen zu verbessern,
3. wo dies nicht mehr gelingen kann, die drohenden Folgen für das Alltagsleben zu entschärfen.

Das bedeutet, daß wir zunächst einmal beobachten und herausfinden müssen, welche Umstände die wichtigsten Gebrauchsbewegungen unserer Senioren gefährden.

Alle sitzen einen Großteil ihrer Zeit im bequemen Sessel. Und wie sitzen sie dort? Wenn der alte Mensch sich sitzend beschäftigt, sinkt das Kinn auf die Brust; wenn er nach vorn oder aufwärts schaut, wird es stark angehoben. Der Rücken wölbt sich nach hinten, dabei werden die Schultern etwas hochgezogen und gleiten nach vorn. Der Rumpf sinkt zusammen und erscheint kürzer als im Stehen. Die Oberarme mit den angewinkelten Ellenbogen liegen dicht am Oberkörper, die Hände ruhen im Schoß, auf den Armlehnen oder vorn auf einem Tisch. Die Füße stehen auf dem Boden, sofern die Beine nicht gekreuzt oder übereinandergeschlagen werden. So sieht die typische Sitzhaltung unserer Alten aus, die oft stundenlang kaum verändert wird. Es ist nicht genug, zu *sehen* oder zu *vermuten*, daß sie ungünstig sein könnte; sondern es ist notwendig, genau *festzustellen*, welche negativen Folgen diese Situation für den Bewegungsapparat des Gealterten *tatsächlich* hat.

—— Die schlechte Haltung und ihre Folgen

Knie- und Hüftgelenke sind im Sitzen mindestens rechtwinkelig, im tiefen Sessel noch stärker gebeugt, die Beinmuskeln mangels Betätigung schlecht durchblutet und spannungslos.

Die ständige Beugestellung der Hüften überdehnt allmählich die großen Gesäßmuskeln, also erschlaffen sie, ebenso wie auch die untätige Muskulatur der Bauchdecken.

Der Rumpf sackt zusammen, dadurch verschwindet der Abstand zwischen Thorax und Becken, der gewährleistet, daß Ober- und Unterkörper sich getrennt oder gegeneinander bewegen können.

Die Wirbelsäule biegt sich zu einer nach hinten konvexen Rundung aus; dadurch stoßen die vorderen (ventralen) Abschnitte der einzelnen Wirbel und die Zwischenwirbelscheiben dauernd aufeinander und sind dort einem Dauerdruck ausgesetzt, der sie verbildet. Die Längsmuskulatur des Rückens wird gedehnt und verliert an Kraft.

Die gebeugte Haltung engt Brust- und Bauchinnenraum ein, was sich ungünstig auf die entsprechenden Organe auswirkt; die auf dem Rundrücken nach vorn gleitenden Schultern und Schulterblätter verschmälern den Brustkorb.

Der gerundete Rücken verursacht auch ein Vorbeugen des Kopfes, wodurch zwangsläufig das Gesicht nach unten gewendet wird. Doch um geradeaus schauen zu können, ist die sog. »bodenparallele« Blickrichtung notwendig.

Um sie zu gewinnen, muß die Halswirbelsäule scharf nach hinten abgebeugt werden, was u. a. die Blutversorgung des Kopfes in Mitleidenschaft ziehen kann, weil durch den Knick der Halswirbelsäule auch die zu- und abführenden Gefäße teils gedehnt, teils eingeengt werden.

Die dicht am Körper hängenden Arme beeinträchtigen die Bewegung der Schultergelenke, wodurch Arm, Hand, Finger schlecht durchblutet werden.

Im Bereich des Nackens wird sichtbar, daß der Abstand vom Hinterhaupt zur oberen Brustkorböffnung sich verkürzt, was die Fähigkeit, den Kopf zu bewegen, stark beeinträchtigt und zusammen mit dem Verlust des Taillen-Einschnittes einen Teil dazu beiträgt, daß der Mensch im Alter tatsächlich kleiner wird.

Beim jungen gesunden Menschen wird eine so ungünstige Körperhaltung durch die noch voll wirksame hochaktive Elastizität aller Gewebe sofort kompensiert.

Beim alten Menschen kann ein derartiger aktiver Ausgleich nicht mehr zustande kommen. Vielmehr wirken sich bei ihm die äußerlichen Veränderungen zunehmend auch funktionell aus, denn: Muskeln, die nicht arbeiten – verlieren ihre Kraft, Gelenke, die nicht bewegt werden, versteifen allmählich, und Organe schrumpfen, wenn sie räumlich beengt sind. Diffuse, oft undefinierbare Beschwerden, über die unsere alten Leute klagen, sind häufig Folgen solcher summierter funktioneller Störungen. Z. B. verursacht langsam fortschreitende Versteifung eines Gelenkes darüber hinaus auch heftige Beschwerden. Eine notwendige Hantierung trotz Behinderung auszuführen, ist mühsam, kostet Überwindung, vermehrte Kraft und ist zudem schmerzhaft. Die verständliche Folge davon ist, daß der alte Mensch untätig wird. Zu einer solchen Reaktion darf es nicht kommen: sie ist gefährlich, weil ein Funktionsausfall sich nicht auf eine Stelle beschränkt, sondern immer auch noch andere Gebiete miteinbezieht. Keine Gebrauchsbewegung kann mit nur einem Gelenk und einem einzigen Muskelpaar ausgeführt werden, sondern setzt eine Reihe von Gelenken und Muskeln, die zu einer Kettenwirkung zusammengeschaltet sind, in Aktion. Fällt in dieser Kette ein Glied aus, so kommt der beabsichtigte Bewegungsablauf auf Umwegen vielleicht abgeschwächt oder gar nicht mehr zustande.

Beispiel: Läßt sich an einem Bein das Knie nicht mehr in vollem Umfang strecken, so büßt automatisch auch das Hüftgelenk dieser Seite seine Bewegungsfreiheit ein; sogar die Wirbelsäule läßt sich nicht mehr voll aufrichten. Unter diesen Umständen kostet schon der Versuch, sich fest und gerade auf beide Beine zu stellen, dreifache Kraft, schmerzt an drei Stellen und gelingt trotzdem nicht mehr ohne Hilfe. Versteift eines dieser Gelenke in Beugestellung endgültig, dann sind freies aufrechtes Stehen und Gehen nicht mehr möglich. Außerdem nehmen die Schmerzen laufend zu, selbständiges Treppensteigen, Spazierengehen und dergleichen sind nicht mehr möglich. Diese Tatsache zeigt, wie wichtig es ist, bei einer bestehenden Behinderung alle Möglichkeiten einzusetzen, damit dem alten Menschen keine seiner Bewegungen ganz verlorengeht. Glücklicherweise gibt es solche Möglichkeiten.

Die»bewegungsfördernde Arbeit«, die zu gleichen Teilen aus Alten-Gruppen-Gymnastik und Aktivpflege besteht, gibt uns Chancen, die normalen altersgemäßen Veränderungen unserer alten Leute von Anfang an unter Kontrolle zu bringen.

Die geschilderten Alltagsgepflogenheiten unserer alten Leute haben auf bestimmte Gelenke und Muskelgruppen und deren Funktion einen negativen Einfluß. Viele dieser Bewegungen sind nicht nur für den einfachsten Alltagsgebrauch, sondern auch für die Inanspruchnahme der eingangs erwähnten, speziell für Senioren geschaffenen bewegungsfördernden Einrichtungen unerläßlich. Um zu betonen, wie wichtig für unsere diesbezügliche Arbeit gerade dieser Bewegungs-Komplex ist, sprechen wir von »Standard-Bewegungen« und nennen die auf sie bezogenen Übungen »Stamm-Übungen«.

≡ Die Standard-Bewegungen

≡ Drehen des Kopfes

Jeder Mensch, besonders der alte, sorgt unwillkürlich für seine Sicherheit, indem er täglich viele Male die sog.»automatische Blickkontrolle« anwendet. So setzt er sich z. B. nicht hin, ohne vorher, unbewußt, einen Blick auf das Sitzmöbel geworfen zu haben. Niemand wird einen Gegenstand abstellen oder von seinem Platz entfernen, ohne vorher den Standort anzupeilen, niemand wird sich in bekannten oder fremden Räumen sicher bewegen, der nicht imstande ist, vor, neben und hinter sich die Lage zu überblicken; das gilt insbesondere auch für den Straßenverkehr.

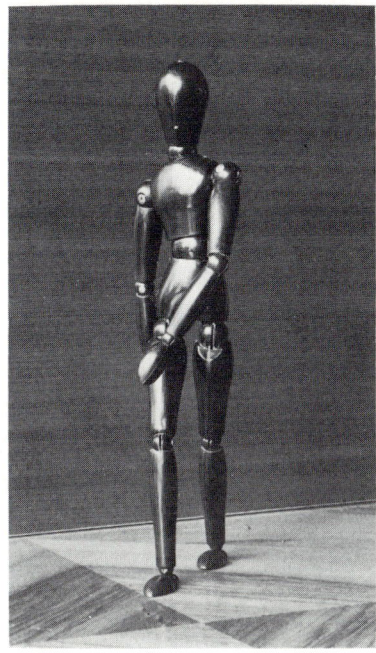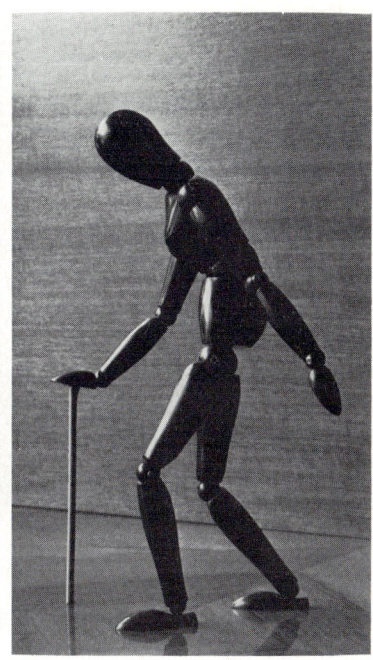

Abb. 1
Aufrechter Gang

Abb. 2
Hüft- und Kniegelenke, die ihre Streckfähigkeit verloren haben, zwingen zu solcher Gangart

Es ist also für das tägliche Leben unbedingt notwendig, den Kopf
gut nach allen Seiten drehen zu können. Eine eingeschränkte Kopf-
Dreh-Bewegung bedeutet eine bedenkliche Verunsicherung.

Zweckmäßige Übungen können diesen Zustand verbessern, müssen aber zumindest verhindern, daß er sich verschlechtert.

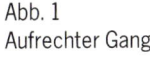 ## Seitneigen des Kopfes

Wenn die Körperlängsachse aus der Senkrechten gerät, verliert der
Mensch das Gleichgewicht. Das kann aufgrund von Stolpern, Ausgleiten
oder einer Fremdeinwirkung erfolgen und zu einem Sturz führen, der für
alte Menschen folgenschwer sein kann. Beim jungen, gesunden Menschen

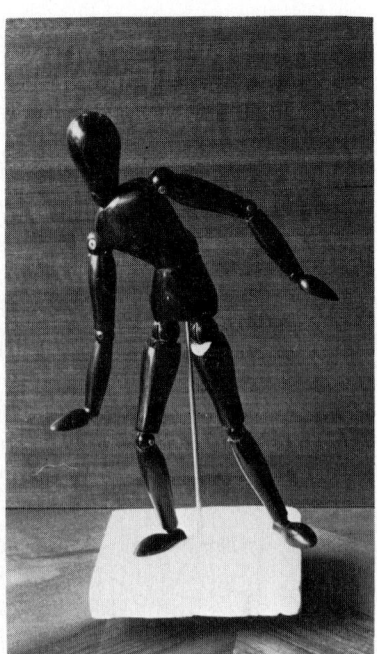

Abb. 3
Abwehr gegen einen Sturz nach
rechts – durch Neigen des Kopfes zur
linken Seite hin

wird normalerweise jede plötzliche Verlagerung des Körpergewichts durch
eine blitzschnell erfolgende Reflexbewegung abgefangen: Der Kopf neigt
sich zur Seite, der Fallrichtung entgegen und bringt dadurch die Körperach-
se wieder ins Lot – der Wankende richtet sich auf. Voraussetzung für das
Funktionieren dieser Reflexkette ist allerdings, daß die auslösende Bewegung – d. i. Seitneigen des Kopfes – rasch und ausgiebig erfolgen kann. Aber:
die typischen Altersveränderungen im zuständigen Bereich, das sind ver-
kürzter Hals infolge Zusammensinken der Wirbelsäule, Steifigkeit des Nak-
kens, leistungsschwache geschrumpfte Muskeln, können gerade diese maß-
gebliche Kopfbewegung so einschränken, daß die wichtige Selbsthilfeaktion
nur noch unzureichend ausgeführt werden kann oder sogar unmöglich wird.
Dieser Ausfall benachteiligt den alten Menschen, kann ihn sogar gefährden.
Es ist also nötig, im Alter die wichtige Seit-Neig-Bewegung des Kopfes
laufend zu üben, um sie in ausreichendem Umfang zu erhalten.

━━ **Schulter und Arm**

Das Schultergelenk erlaubt eine Menge verschiedenster Armbewegungen, die jedoch nur aufgrund eines Zusammenspiels verschiedener Gelenke und Muskelgruppen möglich werden. Zum Heben des Arms nach oben oder nach hinten müssen Hebe- und Drehkräfte zusammenarbeiten. Hebe-*und* Drehmuskeln verkümmern jedoch, wenn ein Mensch seinen Arm kaum oder nie mehr hoch bzw. nach hinten führt. Für andere Bewegungen gilt ähnliches. Weil es bekannt ist, daß unsere Bejahrten im allgemeinen nur bedingt ihre Bewegungsmöglichkeiten nutzen, muß der Bewegungseinschränkung in diesem Bereich mit Hilfe der sog. »Schulter-Schlüsselbewegungen« entgegengearbeitet werden. Jede dieser Übungen wurde so erdacht, daß sie mehrere und immer wieder andere Einzelbewegungen in Aktion setzt, so daß wir auf diesem Wege schließlich alle zuständigen Gelenkbewegungen und viele Muskeln aktivieren können.

Ob ein alter Mensch z. B. seinen Arm bis zum nächsten Grad anheben und auch noch voll strecken kann, ist für seinen Bedarf kaum mehr von Bedeutung. Dagegen ist es sehr wichtig, daß er seine Arme weit auszubreiten vermag, um damit seinen Brustkorb für die Atmung ausreichend weiten zu können. Die Hände mühsam im Nacken zu falten, nützt ihm nur mehr wenig, aber für Zwecke der alltäglichen Selbstversorgung muß jede Hand an die gegenseitige Schulter greifen und in der Kreuzgegend etwas fassen und halten können. Es gäbe noch andere ähnliche Beispiele.

Übrigens: Schmerzen und Behinderung im Bereich von Schulter – Arm – Hand entstehen bei alten Leuten nicht selten durch Mangel an aktiver Bewegung, nicht durch ein Zuviel davon. Regelmäßiger Alltagsgebrauch der ganzen Extremität, auch wenn er schwerfällt, verursacht nicht Beschwerden, sondern schützt vor ihnen.

Es läßt sich also verhüten, daß zunehmende Schmerzen und Steifen im Schultergelenk die Selbstversorgung des alten Menschen gefährden, wenn die sog. »Schlüsselbewegungen« im Alltag regelmäßig ausgeführt und außerdem durch Gymnastik geübt werden.

━━ **Haltungs-Verbesserung – Rücken strecken**

Der doppelsinnige Begriff »gute Haltung« bezieht sich sowohl auf die Persönlichkeit als auf die äußere Erscheinung eines Menschen. Eine »schlechte Haltung« ist in jedem Fall der äußeren Erscheinung abträglich.

Wenn sie hochgradige Formen annimmt, beeinflußt sie auch die Psyche, insbesondere beim alten Menschen. Ist er nicht mehr in der Lage, der Krümmung seines Rückens entgegenzuarbeiten, kann ein fortschreitendes Zusammensinken des Körpers die Kontaktnahme zu seiner Umgebung immer schwerer, schließlich unmöglich machen und ihn dadurch isolieren. Ein erheblich versteifter »Altersrundrücken« kann allerdings auch die Folge von degenerativen Wirbel- und Gewebsveränderungen sein, die für unsere Maßnahme unangreifbar sind und bleiben. Wir können aber in solchen Fällen immerhin pflegerisch für Erleichterung sorgen.

Um so mehr müssen wir jedem sog. »schlechten Rücken« Beachtung schenken. Er ist in vielen Formen unter unseren alten Leuten verbreitet und wird leider gerade wegen seiner Häufigkeit eben als altersgemäß angesehen. Es sei hier darauf hingewiesen, daß eine »gebeugte Haltung«, auch wenn kein knöcherner Befund vorliegt, in den späteren Jahren meistens von diffusen Schmerzen und Beschwerden begleitet wird. Oft sieht man deren Ursache dann nicht im statischen, sondern im organischen Bereich. Zwar können wir auch in solchen Fällen auf die möglicherweise vorhandenen *Skelettveränderungen* keinen oder höchstens indirekten Einfluß nehmen. Unser Ziel muß es vielmehr sein, auf Muskulatur und Haltungsgefühl einzugehen. Es kommt darauf an:

– die Rücken- und Bauchmuskeln so zu trainieren, daß sie weiterhin oder wieder imstande sind, den zusammengesunkenen Rücken zu lockern und so weit als möglich aufzurichten und aufrecht zu halten;
– das »Haltungsgefühl«, also das Gespür dafür, wie es sein sollte, zu wecken. Denn dieses muß den Anstoß zur korrigierenden Arbeit der Muskulatur geben und muß das Erreichte sowohl bei der Gymnastik *bewußt* als auch im Alltag *gewohnheitsmäßig* zur Geltung bringen.

Es ist oft recht schwer, im alten Menschen das Gefühl für »Locker« oder »Verspannt«, für »Gerade« und »Krumm« wieder zu wecken und ihm plausibel zu machen, was richtig ist. Wie seine Haltung früher war, hat er ja vergessen, das Bild von einst kann er sich nicht mehr vorstellen, dieses also auch nicht anstreben. Deshalb haben wir das Spiegelbild als gute Ergänzung unserer Haltungsübungen und Ermahnungsworte zu Hilfe genommen. Die Konfrontation mit sich selbst in einem großen Spiegel, der so angebracht sein sollte, daß alle Gäste oder Bewohner des öfteren zwangsläufig auf ihn zugehen und sich von vorn und von der Seite kontrollieren können, reizt – nach vielfacher Erfahrung – auch den älteren, oft sogar den sehr alten Menschen, das eigene Bild zu verbessern. Und dieses Bild prägt sich ihm ein.

Mahnen und Zuruf allein können die schlechte Haltung der Gealterten nicht ändern. Aber es ist für jeden von ihnen wichtig, sie zu korrigieren, ehe eine nachteilige Wirkung auf den Organismus eintritt. Im Rahmen der Alten-Gruppen-Gymnastik, sitzend auf einem Stuhl mit Lehne, ist es am leichtesten, die richtige Haltung zu lehren. Gekräftigte Muskeln und das Gefühl, wie es sein muß, helfen unseren Leuten am besten.

▬ Training der Bauchmuskeln

Ein Teil der Leistungen, die den geraden Bauchmuskeln zukommt, besteht darin, einerseits das Becken gegebenenfalls aus einer nach vorn gekippten Stellung aufzurichten, zum anderen, die Beine vorwärts anzuheben. Zusätzlich müssen diese Muskeln übermäßiges Zurücksinken des Oberkörpers verhindern. Sitzt aber der Mensch auf einem Stuhl mit Lehne, so werden diese Leistungen nicht gefordert. Durch häufiges und langzeitiges Sitzen, wie es bei alten Menschen – namentlich im Heim – häufig der Fall ist, erschlaffen die Bauchmuskeln mangels aktiver Arbeit immer mehr. Sie müssen deshalb durch Übung reaktiviert werden. Wir haben als Ausgangsstellung für unsere spezielle Alten-Gruppen-Gymnastik *wiederum* Sitzen auf einem Stuhl mit Lehne gewählt. Deshalb stehen uns nur wenige geeignete Bewegungen zur Verfügung, um die *geraden* Bauchmuskeln zu trainieren. Um dennoch die Bauchdecken muskulär straffen zu können, ziehen wir deren schräge Anteile heran. Dabei stellen wir fest, daß die kreuzweise verlaufenden schrägen Bauchmuskeln zugleich die Haupt-Akteure für das *Drehen* von Oberkörper gegen Unterkörper – oder umgekehrt – darstellen.

Tatsache ist aber, daß ohne Mitwirkung dieser Art von Körperdrehung fast keine Gebrauchsbewegung des Alltags so ausgeführt werden kann, wie es nötig ist. Denken wir nun noch daran, daß der zusammengesunkene Rumpf und das Fehlen des Taillenzwischenraumes den alten Leuten ohnehin die Drehfähigkeit und damit, wie wir nun wissen, viele notwendige Hantierungen sehr erschwert, so verstehen wir, daß für sie besonders wichtig ist, wenigstens über kräftige Drehmuskeln verfügen zu können.

Unser Übungsprogramm für die Alten-Gruppen-Gymnastik muß deshalb viele Drehbewegungen enthalten. Außerdem trainieren wir mit den Drehmuskeln zugeich einen sehr wesentlichen Anteil der Bauchdeckenmuskulatur.

=== Streckung von Rücken und Hüftgelenken

Um aufrecht stehen und gehen zu können, braucht der alte Mensch als statische Voraussetzung: ausreichende Tragfähigkeit der Beine und die Möglichkeit, Kopf und Rumpf voll aufgerichtet über der Unterstützungsfläche ausbalancieren zu können; außerdem ausgewogene Zusammenarbeit der maßgeblichen Muskeln. Wenn normales Gehen und Stehen bedroht scheinen oder schon behindert sind, ist es unsere Aufgabe, helfend einzugreifen, vorausgesetzt, daß die Ursachen der Störung für uns zugänglich sind, d. h., wenn mangelnde Stabilität der Beine, Bewegungsbehinderung an Gelenken, Verschiebung des Rumpfaufbaues, veränderte Muskelleistung, Weichteilveränderungen vorliegen. Maßgebend für unsere bewegungsfördernde Arbeit ist der funktionelle Einfluß, der sich daraus für die Praxis ergibt.

Ist z. B. ein *Kniegelenk* nicht voll streckbar bzw. seine Streckung nicht massiv, dann muß das Bein unter der Last des Rumpfes einknicken. Die Tragkraft ist vermindert, die Stabilität unsicher. Hat ein *Hüftgelenk* die volle Streckfähigkeit eingebüßt, dann kann sich über durchgedrückten Knien dennoch der Rumpf nicht bis zur Senkrechten aufrichten. Daß alte Menschen ihre Hüft- und Kniegelenke nur selten völlig strecken können, liegt u. a. daran, daß ihre Streckmuskeln degeneriert sind, weil sie überhaupt zu wenig trainiert und in ihrem äußersten Krafteinsatz fast gar nicht mehr genützt werden. In unserem Fall sind unterwertige Streck- und überwertige Beugemuskeln die fast unausbleibliche Folge des vielen Sitzens der alten Menschen. Fortgeschrittene degenerative Veränderungen an Muskeln und Gelenken können wir mit unseren Maßnahmen nicht beeinflussen; sie gehören in ärztliche oder mindestens fachmännische Hände. Doch es ist wichtig, gegebenenfalls auf eine fortschreitend negative Entwicklung hinzuweisen. Sicher hätte man nicht selten einen sehr hinderlichen Endzustand hintanhalten können, wäre sein Beginn beobachtet und entsprechend behandelt worden.

Relativ günstige Chancen bietet der Versuch, eine *Fehlhaltung*, die mit Vor- und Seitneigung der Körperlängsachse zusammenhängt, etwas aufzurichten, wenn man zeit- oder übungsweise Stöcke, Laufbock oder ähnliches verwenden läßt.

Die großen, langen Streckmuskeln des *Kniegelenkes* verlaufen an der Vorder-, die Beuger an der Rückseite des Beines. Am *Hüftgelenk* ziehen die Beuger vorn vom Becken zum Oberschenkel; Hüftstrecker ist der große Gesäßmuskel. Zur Vorbeugung im allgemeinen und für alle, die viel sitzen, auch zum Ausgleich für jene, bei denen gleichzeitiges Strecken von Hüften und Knien schon nicht mehr gut gelingen, gilt folgender Übungsvorschlag:

Mindestens jeden Tag einmal, auf fester, glatter Unterlage liegend, Kniekehlen kräftig auf die Unterlage drücken – gleichzeitig Vorfüße körperwärts aufbiegen. Dazu beide Hände mit leichtem Druck auf den Bauch legen, damit nicht Mithilfe des Beckens den Kniestreckern die Arbeit abnimmt.

Wir können im Rahmen des Gruppenturnens auf die entscheidenden Partien – Knie, Hüfte, Rücken – nicht isoliert einwirken. Aber wir haben reichlich Gelegenheit, das alltägliche Verhalten unserer alten Leute zu beeinflussen und sie davon zu überzeugen, wie wichtig es für jeden ist, *nichts zu verlernen.*

≡ Die »Stammübungen«

Anhand unserer bisherigen Überlegungen haben wir festgestellt, welche Bewegungen ein alter Mensch im täglichen Leben besonders notwendig braucht. Wir erkannten aber auch, daß typische Altersveränderungen seines Bewegungsapparats ihm gerade diese erschweren, sie ihm schlimmstenfalls sogar unmöglich machen können.

So ergibt sich also von selbst die Forderung, unsere Übungsarbeit mit den Gealterten so zu steuern, daß sie uns als Mittel zur Erhaltung oder Verbesserung jener »Standardbewegungen« dient. Wir brauchen nun kaum mehr besonders zu betonen, daß wir einen Schwerpunkt unserer Programmierung darin sehen, den Komplex dieser besonders wichtigen Bewegungen regelmäßig und intensiv zu trainieren.

Hier noch einmal die Zusammenstellung der »Standard-Bewegungen«:

– Seitneigen des Kopfes,
– Kopf-Drehen,
– Schlüsselbewegungen im Schulter-Arm-Gelenk,
– Rumpfaufrichten,
– Rumpfdrehbewegung und Bauchmuskeltraining,
– Streckung der Hüft- und Kniegelenke.

– Bewußt wurde darauf verzichtet, die für jedes einzelne Thema verwendbaren

– Übungsformen in einzelnen langen Reihen nacheinander aufzu-
zählen. Sie sind
– aber in jeder der folgenden »Übungs-Einheiten« enthalten, und
zwar in der
– gleichen Reihenfolge wie oben.

Training der Standard-Bewegungen, ihre Verbesserung oder Kom-
pensierung bilden das Fundament des Aufbaus jeder Übungsstunde. Die
darauf bezogenen Übungen sind unsere »Stammübungen«. Um den Grund-
riß dieses Aufbaues zu erweitern, zu variieren und aufzulockern fügen wir
zwischen den Stammübungen ein:

≡ Sogenannte »Zusatzübungen«

Geschicklichkeitsübungen
z. B. ungewohnte Bewegungen, Tempowechsel, Anpassung an einen Partner, Verwendung von Handgeräten, Förderung der Hand-
und Fingerfertigkeit.

Reaktionsübungen
z. B. auf bekannte oder neue sicht- oder hörbare Symbole, auch
Farben, Formen, Töne – mittels Bewegungen rasch ansprechen.

Konzentrationsübungen
z. B. mit geschlossenen Augen Zielbewegungen ausführen, bestimmte willkürlich eingestreute Abmachungen beachten und befolgen.

Gedächtnistraining
z. B. bei Bewegungs-Ketten die vorbestimmte Reihenfolge einhalten.

Die Formen dieses Übungskontingents lassen sich als Aufmunte-
rung – als Unterhaltung – als Erholung – zur Beruhigung oder andernfalls
nach Bedarf und Belieben zwischen den Stammübungen einfügen.

Im Sinne des dynamischen Ablaufs einer Lektion sollten Gruppen-
Bewegungs-Spiele und Wettbewerbe in den mittleren Teil des Stundenauf-
baus verlegt werden.

Gelegentlich Üben nach Musik
Gelegentlich auch Fortbewegung im Raum, z. B. Durcheinanderge-
hen – Reigen – Polonaise – Tanz.

Wer Alten-Gruppen-Gymnastik einführen will oder schon leitet, begegnet immer wieder ähnlichen Fragen, die etwa so lauten:

»Was will man mit der Alten-Gruppen-Gymnastik erreichen?«
»Welches System legt man dieser Arbeit zugrunde?« und
»Wie stellen sich die alten Leute selbst dazu?«

Alle Fragen sind leicht zu beantworten:

1. Wir wollen unseren alten Mitbürgern dazu verhelfen, daß sie trotz der unvermeidlichen »Alterserscheinungen« mit den dazugehörigen Beschwerden möglichst lange ihr Alltagsleben selbständig gestalten können und nicht von Dauerpflege abhängig werden.

2. Wir betrachten es als Hauptaufgabe jeder einzelnen Lektion und damit der ganzen Aktion im allgemeinen, vordringlich jene Bewegungen in vielen Formen zu üben, die für den alten Menschen besonders wichtig sind, ihm aber durch die normalen Altersveränderungen schwer oder gar unmöglich werden. Diese Übungen bilden den Stamm, um den wir Bewegungsspiele, kleine Wettbewerbe, Üben nach Musik usw. gruppieren. Spiel und Spaß kommen nicht zu kurz.

3. Die letzte Frage kann jeder daran Interessierte sich selbst beantworten, wenn er einmal eine Altengruppe bei »ihrer Gymnastik« life miterlebt hat.

Nun folgen die Übungsvorschläge. Den Anfang bilden die »Übungseinheiten«. Alle setzen sich aus »Stamm-« und »Ergänzungsübungen« zusammen und folgen im Aufbau dem Komplex der »Standardbewegungen«.

Die ersten Vorschläge sind mit Kommentaren versehen, die sowohl eine ungefähre Dosierung angeben als auch auf Ausgangs- und Endstellung hinweisen. Diese Anordnung betont einerseits die Wichtigkeit der Haltungsschulung bei unseren alten Teilnehmern und verschafft ihnen kleine Pausen. Andererseits ordnet sie den Stunden-Ablauf, indem sie dem Leiter Gelegenheit gibt, die jeweils folgende Übung erst selbst vorzumachen – wozu dringend geraten wird – und auch zu erklären, worauf es dabei ankommt. Beides so zu halten, daß sich unsere alten Leute dadurch nicht geschulmeistert fühlen, ist Sache des Leiters.

Klare, bestimmte Tempo-Angaben wie auch An- und Zuruf sind bei einer Alten-Gruppen-Gymnastik notwendig. Doch sollten sie nicht etwa zu vollendeter Ausführung der Aufgaben anfeuern, sondern vielmehr immer wieder die lebhafte, selbständige und fröhliche Mitarbeit aller Teilnehmer herausfordern.

I. Übungs-Einheit

Grundregel: Bei allen Übungen müssen immer beide Füße fest am Boden stehen.

Abmachung: Jede Übung macht der Übungsleiter zuerst allein vor, die Teilnehmer sehen zu. Erst dann üben sie nach seiner Angabe mit.

1. Kopfdrehen

Ausgangsstellung: Angelehnt sitzen, Kopf senken (Kinn in die Schlüsselbeingrube), Finger seitlich am Stuhlsitz anlegen.

Übung: Rücken strecken, Scheitel hoch, Blick geradeaus; ohne Haltungsänderung Kopf so weit nach links drehen, daß das Kinn etwa über der linken Schulter steht – dann langsam in die gleiche Stellung nach rechts – nun wieder nach vorn und zurück in die Ausgangsstellung kommen. 3–4mal wiederholen.

2. Schultern lockern

Ausgangsstellung: Bequem sitzen, Arme hängen an den Seiten. Rücken an der Lehne entlang aufrichten, Scheitel hoch, Nacken steif.

Übung: Fingerspitzen der linken Hand an den Nackenwirbel – Arm ab, auf die rechte Schulter – Arm ab, rechte Finger in den Nacken – Arm ab, auf die linke Schulter wie vorher, – zurück zur Ausgangsstellung. Das Ganze in flottem Tempo 4–6mal wiederholen.

3. Kopf-Seitneigen

Ausgangsstellung: Bequem sitzen, Arme hängenlassen.

Übung: Rücken aufrichten, Kopf heben, linkes Ohr der linken Schulter zuneigen (Blick geradeaus), gleichzeitig die linke Hand über den geneigten Kopf hinweg auf das rechte Ohr legen und ein wenig drücken – zuerst in die Ausgangsstellung und das Ganze gegengleich wiederholen. 3–4mal wiederholen.

4. Rumpf-Aufrichten

Ausgangsstellung: Auf der vorderen Stuhlhälfte sitzen, Rücken trotzdem anlehnen, Unterarme vor der Brust aufeinanderlegen, Füße besonders fest aufstellen.

Übung: Oberkörper und Kopf strecken und senkrecht aufrichten, dann sich in dieser Haltung a) vorwärts, b) rückwärts neigen. Vorwärts so weit es geht, ohne daß der Rücken sich rundet; rückwärts nur so weit, daß die Schulterblätter gerade noch die Stuhllehne berühren. 3–4mal vor und zurück »schwanken«, dann zurück in die Ausgangsstellung. 2–3mal wiederholen.

Steigerungsmöglichkeit: Wesentlich schwerer wird die Übung, wenn die Arme über dem Scheitel aneinandergelegt werden.

Ausatmen!

5. Rumpf-Drehen

Ausgangsstellung: Bequem sitzen, Hände locker gefaltet im Schoß, Füße besonders fest am Boden.

Übung: Beide Hände links-seitig am Stuhlsitz, die Hände dort lösen und sie 3–4mal mittels Armschwingen an die rechte, dann linke, wieder rechte usw. Stuhlsitzseite bringen, dasselbe rechts beginnen – nach links schwingen usw., zurück zur Ausgangsstellung. 2–3mal wiederholen.

6. Geschicklichkeit und Beweglichkeit üben

Ausgangsstellung: Auf der vorderen Stuhlhälfte sitzen, Füße dementsprechend ein Stück vor den Stuhlbeinen, aber dort sehr fest aufstellen. Mehrere Gegenstände, z.B. Reiber oder Schal, kurze Rolle oder Plastikring in den Schoß legen, einen dieser Gegenstände in den Händen halten.

Übung: Auf das straffe Kommando des Leiters: »Nach links ... los« gibt jeder Teilnehmer den Gegenstand hinter der Stuhllehne (wenn dies gar nicht möglich sein sollte, zwischen Rücken und Stuhllehne) a) der eigenen linken Hand, b) diese wird unter beiden Knien (wenn nicht möglich, dann wechselweise unter einem) zur rechten Hand geführt usw.

Die Übung macht jeder so oft und so schnell er kann bis zum Kommando »Halt«. Bei der folgenden Wiederholung beginnt die linke Hand mit dem Geben. Dann Pause in der Ausgangsstellung. Etwa 40 Sekunden lang.

Variation: Teil a) paarweise üben. Dann sitzen sich je 2 Teilnehmer gegenüber, so nahe, daß ihre Knie zusammenstoßen. Den Gegenstand der linken Hand – der eigenen rechten übergeben, diese übergibt dem Gegenüber – und übernimmt gleichzeitig den Gegenstand vom Partner! Genau gleichzeitiger Beginn ist wichtig!

7. Für Bauchmuskeln und Hüftgelenke

Ausgangsstellung: Auf der Stuhlmitte sitzen, Arme seitlich hängenlassen. Wenn möglich, während der Bewegungen nicht anlehnen, dafür aber in den Pausen.

Übung: Die geschlossenen Knie möglichst hoch anziehen – abstellen, rechte Ferse ans linke Knie bringen – Fuß abstellen, linke Ferse ans rechte Knie bringen – Fuß abstellen, alles je 5–6mal hintereinander, dann Pause in der Ausgangsstellung. 2–3mal wiederholen.

8. »Klatsch-Reihen«, »Bewegungsketten« als Gedächtnis-Schulung

Klatschreihen sind leichter, Bewegungsketten sind schwerer.

Beispiel einer Klatschreihe:

1. Mit beiden Händen leicht an die linke Stuhlsitzkante anschlagen
2. mit beiden Handflächen auf die Oberschenkel klatschen
3. mit beiden Händen rechts am Stuhl anschlagen
4. Hände auf die Oberschenkel legen
5. in Schulterhöhe in die Hände klatschen
6. über dem Kopf in die Hände klatschen
7. mit der linken Hand leicht auf die rechte Schulter schlagen
8. mit der rechten Hand leicht auf die linke Schulter schlagen.

Kombinationen: 1–2–3–4; 1–3–2; 1–5–3–2; 5–1–2–3–4; 6–2–7–8–5–4.

Beispiel einer Bewegungskette:

1. Die gefalteten Hände an die linke Schulter – in den Schoß
2. die gefalteten Hände an die rechte Schulter – in den Schoß
3. links mit dem Fuß stampfen
4. Arme vorn verschränkt – nach vorn ausstrecken, in den Schoß
5. mit dem rechten Fuß stampfen
6. linkes Bein nach vorn ausstrecken – zurückstellen, dasselbe rechts
7. beide Hände an die linke Hüfte – in den Schoß

8. beide Hände an die rechte Hüfte – in den Schoß
9. Unterschenkel vorn überkreuzen – zurückstellen
10. linke Hüfte anheben – ablegen,
11. rechte Hüfte anheben – ablegen
12. beide Hände in Hüftstütz – überkreuz auf die Oberschenkel legen.

Kombinationen: 7–3–8–5; 1–3–2–5–12; 7–10–4–11–9–8; 3–8–1–6–10–2–11–9.

Jede Kombination kann anfangs nur 3–4mal, später vielleicht öfter wiederholt werden. Das Taktieren geschieht erst durch Ruf, dann durch Zählen, schließlich durch Tamburin, Gong oder ein anderes Instrument.

Ausatmen!

9. Haltungs-Übung

Ausgangsstellung: Auf der vorderen Stuhlhälfte sitzen, Hände im Schoß. Jeder Teilnehmer hat einen Reiber oder eine zusammengelegte Zeitung bereit.

Übung: Rücken und Kopf gut aufrichten, Blick geradeaus. Reiber oder Zeitung auf dem Kopf ablegen, Arme hängenlassen. In dieser Stellung verharren, vor allem die Kopfbelastung nicht verlieren, während

der Leiter langsam bis 6 (später bis 8, bis 12) zählt,
oder die Unterarme vorne einige Male umeinander kreisen,
oder die Fäuste mehrmals abwechselnd nach links und rechts seitlich oder nach vorn stoßen,
oder die Füße »treten Nähmaschine«, die Fersen abwechselnd geöffnet und geschlossen heben und ähnliches. Dann Last abwerfen, zurück in die Ausgangsstellung.

Die Übung Nr. 9 ist geeignet, sie mit einer oder mit wenigen Personen regelmäßig im Zimmer zu üben!!

10. Gemeinschafts-Übung

Abstände zwischen den sitzenden Teilnehmern anfangs verkleinern (leichter), später vergrößern (schwerer); jedenfalls ausgleichen. Endweder mehrere verschieden große Bälle (leichter) oder ein Konglomerat aus verschiedenen Bällen, Ringen, Reibern, Wunderrollen (schwerer) mit gleichmäßigen Abständen an die Teilnehmer im Kreis verteilen.

Ausgangsstellung: Bequem sitzen.

Übung: Bälle und Sonstiges auf verschiedene Art und Weise – siehe Übung 5 der Übungseinheit I – kreisen lassen.

Anläßlich eines auftretenden Durcheinanders – in der Ausgangsstellung pausieren. Wiederholen, nicht zu oft.

11. Reaktions-Übung »Hören«

Dafür sind 3 verschieden tönende Taktier-Geräte nötig, z. B. Tamburin, Gong, Triangel. Ersatz: Metalldose, Kochlöffel, 2 unterschiedliche Holzstücke, 2 Topfdeckel oder ähnliches. Wenn keine Geräte vorhanden sind, zählt, klatscht, stampft, pfeift, klingelt der Leiter.

Vor Beginn muß sich der Leiter mit den Teilnehmern über den Ablauf der Übung einigen.

Beispiel Übung 1:
Gibt der Leiter den Takt mit dem Tamburin (Ton a) = klatschen die Teilnehmer nach diesem Takt in die Hände. Gibt er den Takt mit dem Gong (Ton b) = bringen die Teilnehmer im Takt die zusammengefügten Hände abwechselnd an ein Knie und eine Schulter. Gibt er den Takt mit der Triangel (Ton c) = trampeln die Teilnehmer im Rhythmus mit den Füßen. 8–10mal wiederholen, Pause in Ausgangsstellung.

Beispiel Übung 2:
Ton a rundum sich die Hände reichen, sie vor- und zurückschwingen
Ton b fortgesetzt abwechselnd Hände auf die Oberschenkel – Fingerspitzen überkreuz an die Schultern – oder Ohrläppchen
Ton c fortlaufend die gefalteten Hände auf den Kopf, Arme nach oben strecken.

Beispiel Übung 3:
Ton a abwechselnd mit Fußspitze und Ferse je eines Fußes auf den Boden tippen

Ton b »Kutscherbewegung«, d. h. fortlaufend mit den Händen überkreuz in Schulterhöhe an den Körper schlagen
Ton c fortgesetzt mit beiden Händen abwechselnd die linke und
rechte seitliche Stuhlsitzkante berühren, Blick folgen lassen.

Selbstverständlich wird der Leiter Ton a – Ton b – Ton c nur einige
Male in dieser Reihenfolge geben, sie dann aber beliebig vertauschen.

12. Fußübung

Ausgangsstellung: Bequem sitzen. Schuhe ausziehen, besser ist es,
Schuhe und Strümpfe auszuziehen!

Füße nebeneinander auf den Boden stellen:
Fersen heben – weit auseinanderführen – wieder zusammenführen, abstellen.
Füße voreinander stellen, d. h. die Ferse des linken vor die Zehen
des rechten Fußes, beide genau geradeaus richten – mehrmals die
Füße anheben und die Stellung schnell vertauschen. Je 10–12mal
wiederholen.

II. Übungs-Einheit

Grundregel: Bei allen Übungen müssen immer beide Füße fest am Boden stehen.

Abmachung: Jede Übung macht der Übungsleiter zuerst allein vor, die Teilnehmer sehen zu. Erst dann üben sie nach seiner Angabe mit.

1. Kopfdrehen

Ausgangsstellung: Bequem mit hängenden Armen sitzen.

Übung: Beide Arme schulterhoch vorheben, Rücken strecken, dann den linken Arm, so weit es geht, seitwärts führen und seiner Hand nachsehen, den linken Arm wieder zurückführen, beide Arme senken. Dasselbe mit dem rechten Arm. 4–5mal wiederholen.

2. Kopf-Seitneigen

Ausgangsstellung: Aufrecht sitzen, aber nicht anlehnen, beide Hände seitlich fest an den Stuhl legen.

Übung: Linkes Ohr der linken Schulter zuneigen – ohne das Gesicht zu drehen; gleichzeitig strebt die rechte Hand abwärts. Entspannen, zurück zur Ausgangsstellung; nun die Übung gegengleich ausführen. 5–6mal wiederholen.

3. Schultern lockern

Ausgangsstellung: Bequem sitzen, Arme hängenlassen.

Übung: Nun mehrere Male Drehbewegungen im Schultergelenk ausführen, so daß die Handflächen abwechselnd nach außen – nach hinten gerichtet sind. – Pause. 3mal wiederholen.

4. Rumpf-Strecken

Ausgangsstellung: Bequem sitzen, Arme locker.

Übung: Beide Hände zur Faust ballen, beide Fäuste langsam, aber kräftig hochstemmen, so daß der Rücken voll gestreckt und von der Lehne weggezogen wird und der Kopf sich voll aufrichtet.

– Zurück in die Ausgangsstellung, Zusammensinken. 4mal wiederholen.

5. Hände und Arme mobilisieren

Ausgangsstellung: Bequem sitzen, etwa in Brusthöhe Arme ein wenig vorstrecken, Finger fausten, den Daumen gestreckt lassen.

Übung: Nun in raschem Tempo die Daumen einmal nach oben, dann nach unten schauen lassen. Nach sechsmaligem Wechsel Hände in den Schoß. Das Ganze 2–3mal wiederholen.

6. Rumpfdrehen

Ausgangsstellung: Angelehnt, aber aufrecht sitzen.

Übung: Oberkörper und Kopf nach links drehen, den Blick folgen lassen und versuchen, den linken Handrücken hinter der Stuhllehne anzulegen – Hand lösen, sich zurückdrehen. Das Ganze nun mit Rechtsdrehung. 3mal wiederholen.

7. Geschicklichkeits-Übung (»Das Spinnrad«)

Ausgangsstellung: Frei sitzen.

Übung: Die rechte Hand macht die Bewegung des Garnaufwickelns, während gleichzeitig der linke Fuß treten muß, als ob er ein Rad in Bewegung setzte. Dieses etwa 30 Sekunden lang üben, dann umgekehrt.

8. Alltags-Gewohnheiten

Ausgangsstellung: Sitzhaltung wie auf einem einfachen Stuhl.

Übung: Erst das linke Bein über das rechte schlagen – wieder abstellen. Dann das rechte über das linke, und zwar 1. mit Hilfe der Hände, dann 2. ohne diese. Beides 3–4mal wiederholen.

9. Üben der Bauchmuskeln

Ausgangsstellung: Auf dem Stuhl sitzen mit angelehnten Schultern, aber »hohlem« Kreuz, dabei Hände im Schoß halten.

Übung: Mit veränderter Schulterhaltung versuchen, ohne Hilfe der Hände auch das Kreuz an die Lehne zu drücken, einige Sekunden so verharren – entspannen. Kreuzbewegung 4mal wiederholen.

Ausatmen!

10. Hüft-Übung

Ausgangsstellung: Aufrecht sitzen, Fußsohlen besonders fest am Boden, Hände im Schoß.

Übung: Zunächst das linke Knie vorschieben – locker lassen; dann das rechte. 6–8mal wiederholen.

11. Bewegungs-Kette

Ausgangsstellung: Angelehnt sitzen.

Übung: In flottem Tempo a) Hände im Schoß falten; b) über den Knien klatschen; c) über dem Scheitel Finger verschränken; d) wieder wie bei b); e) wieder wie bei a) anfangen. Das Ganze ohne Pause 6–8mal üben.

12. Fußübung

Ausgangsstellung: Füße stehen mit genau nach vorne gerichteten Zehen 3-Finger-breit auseinander.

Übung: Je 4–5mal Vorfüße aufeinander – auseinander – nebeneinander stellen. Fersen auseinander- und zusammenstellen.

III. Übungs-Einheit

Grundregel: Bei allen Übungen müssen immer beide Füße fest am Boden stehen.

Abmachung: Jede Übung macht der Übungsleiter zuerst allein vor, die Teilnehmer sehen zu. Erst dann üben sie nach seiner Angabe mit.

1. Kopfdrehen

Ausgangsstellung: Bequem sitzen, ohne sich anzulehnen, Arme locker.

Übung: Arme heben, oben Finger verschränken, so weit als möglich den ganzen Oberkörper mit den Händen hochziehen, Kopf zwischen die Arme, Blick geradeaus. Dann hinter dem linken Arm vorbei nach links schauen – wieder geradeaus, dann Arme langsam senken, Ausgangsstellung. Bei der folgenden Wiederholung hinter dem rechten Arm nach rechts schauen. 3–4mal wiederholen.

2. Kopf-Seitneigen

Ausgangsstellung: Bequem angelehnt sitzen, Arme locker.

Übung: Rücken strecken, weg von der Lehne, rechte Hand auf die linke Schulter legen, diese etwas nach unten drücken und dann das linke Ohr auf die Hand legen, aber Blick geradeaus richten. Kopf wieder heben, Hand und Arm herunternehmen. Das Ganze nach der anderen Seite, zurück in die Ausgangsstellung. 3–5mal wiederholen.

3. Schultern lockern

Ausgangsstellung: Bequem sitzen, ohne sich anzulehnen, Arme hängen seitlich, Hände im Schoß.

Übung: Rücken strecken, Kopf hoch, Finger greifen links und rechts um den Stuhlsitzrand, Dann: a) Scheitel heben – beide Schultern aufwärts den Ohren zu anheben, sinken lassen, Kopf locker. b) Scheitel heben, aber Schultern abwärts ziehen und nach hinten nehmen – Kopf und Schultern lockern. c) Schultern vorziehen, Brustkorb vorn verengen. Finger lösen, Ausgangsstellung. 6–8mal wiederholen.

Erst dann, wenn jede dieser drei Bewegungen gut erlernt ist, sollte sie zum »Schulterkreisen« zusammengenommen werden. Auch dabei die Finger am Stuhlrand anlegen und a) erst einseitig von vorn nach hinten und von hinten nach vorn kreisen, b) dann mit beiden Schultern zugleich nach jeder Richtung, schließlich c) windmühlenartig nach beiden Richtungen kreisen.

4. Rumpf-Strecken

Ausgangsstellung: Nicht angelehnt sitzen, Rücken und Arme locker; in der rechten Hand einen Reiber (Plastikring, Schal, eine Wunderrolle).

Übung: Rücken strecken, Kopf heben, dem in der Hand ruhenden Gegenstand mit dem Blick folgen. a) Beide Arme seitwärts hochführen, den Gegenstand in der rechten Hand noch etwas höher »stemmen«, b) hoch oben der linken Hand übergeben und c) beide Arme seitlich senken, Ausgangsstellung. Nun das Ganze gegengleich ausführen. 4–6mal wiederholen.

Ausatmen!

5. »Maschine« als Beweglichkeits- und Geschicklichkeitsübung

Ausgangsstellung: Bequem sitzen, Hände rundum im Kreis fassen.

Übung: Rücken aufrichten, alle Hände in Schulterhöhe: nun fortlaufend, gemeinsam und gleichzeitig *alle rechten* Hände vom Körper weg – vorwärts hinunter – zum Körper heran und aufwärts bewegen. 6–8mal, dann Arme hängenlassen, Hände lösen, Ausgangsstellung. 1–2mal wiederholen.

6.a) Rumpf-Seitbeugen

Ausgangsstellung: Jeder Teilnehmer setzt sich so auf seinen Stuhl – der unverändert stehen bleibt – daß seine linke Seite der Stuhllehne zugewendet ist, seine rechte Seite sich zur Kreismitte richtet (Bezeichnung dieser Anordnung heißt *»Flankenkreis«* im Gegensatz zu *»Stirnkreis«*, bei dem alle das Gesicht zur Kreismitte wenden).

Übung: Rücken strecken, linken Arm über die Stuhllehne hängen, Kopf hoch, rechten Arm hoch, dicht ans Ohr, Finger zur Faust ballen. Diese Faust a) hoch »stemmen«, b) öffnen, c) Arm über den Kopf hängen »als wollte die rechte Hand auf die linke hinunterfallen«. Dann Arme nach vorn nehmen, Rücken locker, Kopf locker. 3–4mal wiederholen. Dann Kehrtwendung auf dem Stuhl und die Übung gegengleich 3–4mal ausführen.

6.b) Rumpf-Drehbewegung

Ausgangsstellung: wie bei 6a)

Übung: Rücken strecken, linken Arm über die Stuhllehne hängen, rechte Hand auf den Rücken. Diese von da aus mit großem Schwung vorn am Körper vorbeiführen, a) bis an die linke Hand und b) mit gleichem Schwung wieder nach hinten bringen, Übung 3–4mal wiederholen. Dann 3–4mal gegengleich ausführen.

7. Geschicklichkeits-Übung mit Drehbewegung

Ausgangsstellung: Wieder »*Flankenkreis*« wie bei 6b); doch werden nun auch die Stühle gedreht, so daß jeder Teilnehmer die Stuhllehne im Rücken hat. Füße besonders fest am Boden! 3–4 größere Bälle gleichmäßig in der Runde verteilen.

Übung: a) Auf das Kommando »Los« jeden Ball auf der Kreis-Innen-Seite an den *Hintermann* weitergeben und so in flottem Tempo weiter rundum reichen. Nach einigen Runden Kommando »Halt«, Pause.

b) Das Ganze wie bei a) wiederholen, doch sollen nun die Bälle an den Vordermann gegeben werden, also von hinten nach vorn den Kreis durchlaufen.

c) Bei der nächsten Wiederholung von a) werden die Bälle auf der Kreis-Außen-Seite von vorn nach hinten weitergegeben.

d) Bei der nochmaligen Wiederholung wandern sie auf der Außenseite von hinten nach vorn.

Achtung! Läuft der Ball auf der Außenseite des Kreises, so sind größere Bewegungen nötig, das strengt mehr an und geht langsamer!

Variationen, die aber erst nach längerer Vorübung oder mit besonders geschickten Gruppen gelingen:

1. Es sind nur 2 Bälle im Umlauf, in größerem Abstand also und in gleicher Richtung; aber einer auf der Kreis-Innen-, der andere auf der Kreis-Außen-Seite.
2. Wieder läuft je ein Ball innen und außen im Kreis; nun aber der auf der Außenseite von vorn nach hinten (ist leichter), der innen im Kreis von hinten nach vorn.

8. Gedächtnis-Übung

Ausgangsstellung: »Stirnkreis«, wie üblich bequem sitzen.

Nach dem Tamburin-Schlag, zur Ankündigung für alle, tritt der Leiter vor einen der Teilnehmer und fragt ihn: »Wer ist draußen?« – Der Gefragte muß nun schnell eine Antwort geben. Er hat die Wahl: Entweder einen männlichen oder weiblichen *Vornamen*, oder einen männlichen oder weiblichen *Beruf* zu nennen.

Abmachung mit der Gruppe:

Wird ein Männername genannt – klatschen alle schnell über dem Kopf. – Wird ein Frauenname genannt – trampeln alle mit den Füßen. – Wird ein Männerberuf genannt – klatschen alle links-rechts, links-rechts auf die Oberschenkel. – Wird ein Frauenberuf genannt – sollen alle eine Rührbewegung ausführen (wie mit einem Kochlöffel im Topf).

Variationen:
Frage: »Wer geht denn da draußen?«. Antwort kann sein: a) Name eines bekannten Mitbewohners – alle kreisen die Unterarme umeinander; b) Name einer allen bekannten Persönlichkeit (Oberin, Direktor o. ä.) *im Haus* – alle stehen auf und winken; c) Name einer bekannten Persönlichkeit *außer Haus* (Bürgermeister, Bundeskanzler, König Ludwig II., Königin Elisabeth, der Nikolaus) – alle stehen auf, kreuzen vorn die Arme, verbeugen sich. Der Phantasie des Leiters sind keine Grenzen gesetzt!!

In *allereinfachster* Form eignet sich dieses Training auch für wenige Personen im Zimmer, ja sogar für um einen Tisch sitzende alte Leute unserer Pflegestation, eventuell auch für Bettlägerige (nach links oder rechts schauen, seitlich ans Bett, auf die Decke klopfen).

9. Übung für die Bauchmuskeln

Ausgangsstellung: Bequem auf der Stuhlmitte sitzen, Arme vorn verschränken.

Übung: a) Rücken strecken, aber Bauch dabei so kräftig einziehen, daß das Kreuz in Richtung oder sogar an die Stuhllehne gedrückt wird. Dazu b) beide Unterschenkel bis zur Waagerechten heben, c) Füße wieder auf den Boden, d) Bauch lockern, zurück in die Ausgangsstellung. 5–6mal wiederholen.

Ausatmen!

10. Hüft-Übung

Ausgangsstellung: Vor dem Stuhlsitz stehen, Gesicht zur Kreismitte.

Übung: a) Sich so auf den Stuhl setzen, daß die rechte Gesäßhälfte auf der linken Stuhlsitzhälfte aufliegt, das linke Bein mit gebeugtem Knie frei herunterhängen kann, b) Rücken strecken, geradeaus schauen, c) ohne am Körper etwas zu verändern das linke (freie) Bein kräftig nach hinten strecken, Fußspitze weit hinten leicht am Boden aufstützen, d) Bein wieder nach vorn ziehen. 3–5mal wiederholen. Dann aufstehen, sich umsetzen und gegengleich wiederholen.

11. Konzentrations-Übung

Ausgangsstellung: Bequem sitzen, Hände im Schoß.

Übung: a) Linken Unterarm, frei, waagerecht vor der Brust halten und Finger steif strecken, nicht bewegen. b) Mit der rechten Hand um den linken Arm kreisen. (Es kommt darauf an, daß die eine Seite ganz ruhig bleibt, während die andere sich bewegt). c) Auf Zuruf hin schnell die Stellung wechseln, kurz bewegen, zurück in die Ausgangsstellung. 6–8mal wiederholen. Oder

Übung: a) *Linke* Hand so auf den *linken* Oberschenkel legen, daß die *Handfläche* nach oben schaut, gleichzeitig *rechte* Hand so auf den *rechten* Oberschenkel, daß der *Handrücken* nach oben schaut.

b) Nach Taktangabe des Leiters 1–2; 1–2; 1–2 usw. beide Hände aufheben, umgekehrt wie vorher hinlegen. Erst langsam, dann schneller, 6–8mal, Ausgangsstellung, Pause. 3–4mal wiederholen.

Die Übung wird schwerer, wenn die Hände beim Aufheben gefaustet werden. Oder

c) Im gleichen Takt wie bei b) gleichzeitig *linke* Hand mit *gestreckten* Fingern – rechte Hand als Faust vorheben, ablegen, umgekehrt heben usw. 8–10mal wiederholen. Oder

d) Im Takt auf-ab; auf-ab; auf-ab; gleichzeitig: *Links* Arm und Hand schulterhoch nach vorn nehmen; *Rechts* Arm und Hand schulterhoch zur Seite heben, – Hände in den Schoß, Übung wechselweise ausführen. 6–8mal wiederholen.

Diese Aufgaben lassen sich vielfältig variieren, doch sollte man die Gruppe nicht überfordern. Richtiger: Das Eingeübte klappt immer besser als viel Neues, das bei den meisten Teilnehmern nicht gelingt.

Alle Konzentrationsübungen werden *schwerer*, wenn die Übenden dabei die Augen schließen.

Erheiternd ist es, wenn – im Wechsel natürlich – eine Hälfte der Teilnehmer übt, die andere Hälfte *zuschaut*, weil bei den Übungen oft recht belustigende Situationen zustande kommen.

12. Fußübung

Ausgangsstellung: Bequem sitzen, Füße nebeneinander auf dem Boden, möglichst *ohne* Schuhe!

Übung: Einen Fuß (a) ganz nah, fast unterm Stuhl aufstellen, Fußspitze geradeaus. Anderen Fuß (b) dicht vor die Großzehe von a stellen. Von Fuß b bleiben Zehen und Ballen fest an ihrem Platz stehen. Die Ferse von Fuß b anheben – möglichst weit rechts von Fuß a abstellen, wieder heben, links von Fuß a abstellen, beides einige Male wiederholen, dann Ausgangsstellung. Dasselbe in umgekehrter Fußstellung. 3–4mal wiederholen.

IV. Übungs-Einheit

Grundregel: Bei allen Übungen müssen immer beide Füße fest am Boden stehen.

Abmachung: Jede Übung macht der Übungsleiter zuerst allein vor, die Teilnehmer sehen zu. Erst dann üben sie nach seiner Angabe mit.

1. Kopfdrehen

Ausgangsstellung: Bequem sitzen, Hände im Schoß.

Übung: Finger verschränken und auf den Kopf heben – sie von da aus hochstellen und gleichzeitig hinter dem Oberarm vorbei nach links schauen. Blick wieder geradeaus, Arme senken. Noch einmal das gleiche, jedoch nach rechts schauen. 3–4mal wiederholen.

Kopf-Seitneigen

Ausgangsstellung: Auf der vorderen Stuhlhälfte sitzen, Arme hängenlassen.

Übung: Rücken strecken, Kopf heben; mit den Fingerspitzen über die linke Schulter ans linke Schulterblatt streben; dabei mit dem Kopf durch Seitneigen nach rechts ausweichen; Kopf aufrichten. Dann dasselbe in Gegenrichtung. 3mal wiederholen.

3. Schultern lockern

Ausgangsstellung: Füße besonders fest aufstellen, aufrecht sitzen, den Abstand Stuhllehne – Rücken groß halten.

Übung: Schwungvoll die linke Hand *vorn* am Körper vorbei auf die rechte Hüfte legen. Von da aus, wieder mit Schwung, aber *hinter dem Rücken* nochmals an die linke Hüfte bringen, linken Arm hängenlassen. Die gleiche Doppelbewegung nun mit der rechten Hand ausführen. 6mal wiederholen.

4. Partnerübung

Ausgangsstellung: Zunächst durch Handfassung den Kreis schließen, doch so, daß die Arme nicht gespannt sind. Nun ist Tempoangabe durch den Leiter erforderlich.

Übung: Dieser entsprechend legen alle, fortlaufend die eigene rechte Hand samt der des Partners auf das eigene rechte Knie – dann die linke Hand auf das linke Knie und so fort, *bis der Leiter stoppt.*

Ausatmen!

5. Rumpf-Strecken

Ausgangsstellung: Etwas von der Lehne abrücken, aber Füße sehr fest stehen lassen, Unterarme auf die Oberschenkel legen, Kopf vorsinken lassen.

Übung: Kopf und Oberkörper aufrichten, gleichzeitig die Arme so wie sie liegen bis über den Kopf heben; Rücken und Kopf voll strecken und steifen. In dieser Haltung langsam an die Stuhllehne zurücksinken – kurz dort bleiben – dann zurück in die Ausgangsstellung. Im Ganzen 3mal.

6. Arme und Hände mobilisieren, zugleich Konzentrationsübung

Ausgangsstellung: Bequem sitzen.

Übung: Linke Hand vor der Brust fausten, in gleicher Höhe rechten Arm, Hand und Finger kräftig nach vorn strecken. Diesen zurückziehen und vor der Brust fausten, während zugleich der linke Arm vorstößt. Im Ganzen 6mal.

7. Rumpfdrehen

Ausgangsstellung: Bequem sitzen.

Übung: Aufstehen, den Körper – nicht aber die Füße – nach linkshinten wenden und beide Hände auf die linke Lehnen-Ecke legen. Von da aus schwungvoll an die rechtsseitige kommen – wieder an die linke, noch einmal an die rechte, dann sich hinsetzen. Füße und Beine dürfen die geschlossene Stellung nie verändern. 4–5mal wiederholen.

8. Bewegungskette mit den Beinen im 8er-Takt.

Ausgangsstellung: Aufrecht sitzen, Arme locker, Füße am Boden.

Übung:
Takt 1 = linkes Knie heben
Takt 2 = kräftig mit dem linken Fuß stampfen
Takt 3 = rechtes Knie heben
Takt 4 = rechten Fuß aufstampfen
Takt 5 = Unterschenkel kreuzen, links über rechts
Takt 6 = rechts über links kreuzen
Takt 7 und 8 = Füße schließen, trappeln – stehenbleiben.
Erst mit Unterbrechungen, später ohne solche 3–4mal.

Ausatmen!

9. Üben der Bauchmuskeln

Ausgangsstellung: Auf der vorderen Stuhlsitzhälfte sitzen, Arme locker.

Übung: Mit verschränkten Händen die geschlossenen Knie umfassen und anheben, so hoch es geht – sie dort schweben lassen – schnell dreimal in die Hände klatschen – Füße abstellen, Arme locker. 4–5mal wiederholen.

10. Hüft-Übung

Ausgangsstellung: In aufrechter Haltung sitzen, Hände halten sich rückwärts am Stuhlsitz fest.

Übung: Zunächst auf die linke vordere Stuhlsitzecke rücken, rechte Hand greift nach, rechter Fuß fest auf dem Boden. Linksseitig das freihängende gebeugte Bein nach hinten schieben soweit dies ohne Vorneigen des Oberkörpers gelingt; linkes Bein wieder vorziehen, normal sitzen. Dann auf die rechte Stuhlecke rücken, linksseitig Fuß und Hand fest, rechtes Bein nach hinten schieben – vorziehen, normal sitzen. 2–3mal wiederholen.

11. Geschicklichkeitsübung

Ausgangsstellung: Aufrecht sitzen, Füße fest aufstellen.

Übung: Entweder einen »Reiber«, einen kleinen Ball oder einen Luftballon etwa in Schulterhöhe zwischen die Handflächen nehmen und ihn mit diesen reiben. Auf entsprechenden Zuruf ihn fallen lassen, aber tiefer unten wieder fangen. 6–8mal wiederholen.

Ausatmen!

12. Fußübung (nur ohne Schuhe ausführbar)

Ausgangsstellung: Bequem sitzen, Füße nebeneinander stellen.

Übung: Der linke Fuß bleibt stehen, auf ihn die Wölbung des rechten Fußes setzen. Nun hebt und senkt der linke Fuß den »Reiter« mehrmals, dann Rollentausch.

Dringende Empfehlung!

Es bedarf einiger Routine, um die Übung gut vorzumachen, das Wesentliche daran präzise anzugeben, taktmäßig zu führen, Lebendigkeit auszustrahlen und trotzdem das Wichtige daran herauszuholen. Gleichzeitig ist noch nötig die Gruppe, u. U. einzelne Teilnehmer, zu beobachten.

Darum der Rat: Bis man sich sicher fühlt und die Routine gewonnen ist, sollte man das vorgesehene Programm zuerst selbst durchüben.

V. Übungs-Einheit

Grundregel: Bei allen Übungen müssen immer beide Füße fest am Boden stehen.

Abmachung: Jede Übung macht der Übungsleiter zuerst allein vor, die Teilnehmer sehen zu. Erst dann üben sie nach seiner Angabe mit.

1. Kopfdrehen

Ausgangsstellung: Angelehnt sitzen, Arme locker.

Übung: Finger berühren sich hinter der Stuhllehne, Rücken von der Lehne wegspannen, schräg nach links hinten schauen. Zurück zur Ausgangsstellung, dann dieselbe Übung zur anderen Seite hin. 3–4mal wiederholen.

2. Kopf-Seitneigen

Ausgangsstellung: Bequem sitzen, Hände im Schoß.

Übung: Mit der linken Hand fest über die rechte Schulter greifen, rechtes Ohr auf diese legen. Ausgangsstellung – Übung gegengleich wiederholen. Je 3mal wiederholen.

3. Schulter-Arm-Bewegung

Ausgangsstellung: Bequem sitzen, Arme locker.

Übung: Rücken strecken, Kopf heben und abwechselnd – Ellenbogen etwa in Nasenhöhe zusammenführen – weit öffnen – zurück zur bequemen Haltung. 3–4mal wiederholen.

Atmung

4. Schultern lockern

Ausgangsstellung: Aufrecht sitzen, Finger seitlich am Stuhlsitz.

Übung: Beidseitig Schulterkreisen – vor hoch – nach hinten ab – und umgekehrt. Finger dabei nicht lösen. 6–8mal wiederholen.

5. Rumpfarbeit

Ausgangsstellung: Frei sitzen.

Übung: Unterarme vor der Brust aufeinander legen, in dieser Höhe möglichst weit vorschieben, gleichzeitig Kreuz an die Stuhllehne drücken. Rücken und Arme lockern. 8–10mal wiederholen.

»Ballkarussell« (S. 98)

6. Allgemeine Beweglichkeit

Ausgangsstellung: Frei sitzen.

Übung: »Trockenschwimmen« – dabei den Rumpf mit einbeziehen.

7. Körperdrehung

Ausgangsstellung: Angelehnt sitzen, Arme locker.

Übung: Linke Hand fest an die linke vordere Stuhlecke legen. Versuchen, mit der rechten Hand über die linke hinweg den Stuhl anzutippen. Arme zurück – Gegenbewegung. 4–6mal wiederholen.

»Bewegungskette« (S. 85)

8. Bauchmuskeln

Ausgangsstellung: Auf der vorderen Stuhlhälfte sitzen, Arme frei hängenlassen.

Übung: Einen Fuß fest stehen lassen, das andere Bein nach vorne ausstrecken. Nun möglichst hoch über dem Boden 2–3mal die Stellung wechseln – Pause. Wiederholen.

9. Hüftübung

Ausgangsstellung: Normal sitzen, Arme frei hängenlassen.

Übung: Auf dem Stuhl so weit nach links rücken, daß die linke Gesäßhälfte schwebt. Linkes Bein möglichst parallel zur Stuhlseite ausgiebig nach hinten strecken. Zurück in die Ausgangsstellung – das Ganze gegenseitig wiederholen. 4–6mal.

10. Bein-Fuß-Arbeit

Ausgangsstellung: Auf der vorderen Stuhlhälfte sitzen, Arme frei hängenlassen.

Übung: Das linke Bein ausstrecken, Ferse vorn am Boden aufsetzen und Vorfuß aufbiegen. Mit beiden Händen den Oberschenkel belasten. Unter der so entstandenen »Brücke« schlüpft der rechte Fuß hindurch und wieder zurück. Gegengleich dasselbe. 4–6mal wiederholen.

»Reaktionsübung« (S. 82)

VI. Übungs-Einheit

Grundregel: Bei allen Übungen müssen immer beide Füße fest am Boden stehen.

Abmachung: Jede Übung macht der Übungsleiter zuerst allein vor, die Teilnehmer sehen zu. Erst dann üben sie nach seiner Angabe mit.

1. Kopfdrehen

Ausgangsstellung: Bequem sitzen.

Übung: Linksseitig die Finger in den Nacken legen, Ellenbogen waagerecht; rechte Hand fest am Stuhlsitzrand. Rücken und Kopf aufrichten, Blick zum linken Ellenbogen und diesen so weit als möglich zurücknehmen. Beide Hände und Kopf in Ruhestellung. Gegengleich ausführen. 3–4mal wiederholen.

2. Seitneigen des Kopfes

Ausgangsstellung: Bequem sitzen, beide Hände am Stuhlsitz.

Übung: Rücken strecken, Kopf heben, Augen geradeaus. Linkes Ohr zur linken Schulter hinneigen, ohne Veränderung der Blickrichtung, Kopf aufrichten. Übung nach der anderen Seite ausführen – Pause. 4–6mal wiederholen.

3. Schulter-Arm-Bewegung

Ausgangsstellung: Auf der vorderen Stuhlhälfte frei sitzen, Arme hängenlassen.

Übung: Mehrmals nacheinander: Unterarme im Kreuz aneinanderlegen – dann vor der Brust. Einige Male wiederholen – Pause. 3–4mal wiederholen.

Ausatmen!

4. Rumpfarbeit

Ausgangsstellung: Frei sitzen, Hände im Schoß.

Übung: Linken Arm neben dem aufgerichteten Kopf aufwärts führen, den rechten Arm nach hinten unten strecken. Rücken aufrichten, jede Hand in der entsprechenden Richtung ausstrecken, Arme ab. Gegengleich üben. 4–5mal wiederholen.

5. Rückenstreckung

Ausgangsstellung: Frei sitzen, Arme hängenlassen.

Übung: Mit beiden Händen ein Knie umfassen, Kopf und Knie einander nähern, Rücken strecken, Schultern zurück, Kopf heben und Arme spannen. Mit dem anderen Knie dieselbe Übung. 4–6mal wiederholen.

6. Körperdrehung

Ausgangsstellung: Frei sitzen, Hände im Schoß.

Übung: Rechte Hand fest an der Stuhlsitzkante, linke Hand seitlich hängenlassen – dann mit Schwung nach rechts führen, dort kräftig auf die linke Hand drücken. Beide Hände wieder in den Schoß. Das Ganze gegengleich. 6–8mal wiederholen.

7. Bauchmuskeln

Ausgangsstellung: Vorne sitzen, Arme hängenlassen.

Übung: »Treppensteigen« aufwärts: langsam hohe Stufen nehmen. Abwärts: ziemlich rasch die niedrigen Stufen hinuntergehen. »Treppe« 3mal auf- und abgehen.

»Ballkarussell« (S. 98)

8. Hüftmuskeln

Ausgangsstellung: Hinter dem Stuhl stehen, Unterarme auf die Stuhllehne aufstützen.

Übung: Mehrmals je ein Bein möglichst gestreckt nach hinten heben, mit der Körper-Vorderseite an der Stuhllehne bleiben. 5–6mal wiederholen.

9. Beinarbeit

Ausgangsstellung: Auf der vorderen Stuhlhälfte sitzen, Hände im Schoß.

Übung: Ein gebeugtes Knie anheben, Bein nach vorn ausstrecken, dann Ferse am Boden aufsetzen. Beide Hände sollen dabei auf dem Oberschenkel Druck nach unten ausüben. Dieselbe Übung mit dem anderen Bein. 4–6mal wiederholen.

10. Fußübung

Ausgangsstellung: Bequem sitzen, Unterarme auf die Oberschenkel legen. Füße parallel nebeneinander unter den Knien aufstellen.

Übung: Alle Zehen zur Faust einziehen, die »Fäuste« etwas anheben, wieder abstellen, Zehen lockern. 10mal wiederholen.

»Konzentrationsübung« (S. 84)

VII. Übungs-Einheit

Hinweis: Wenn die vorstehenden Programme durchgeübt worden sind, ist die äußere Gestaltung der Lektionen so geläufig, daß bei den nächsten Übungsanleitungen auf die genauen ordnenden Angaben verzichtet werden kann und nur die beabsichtigte Wirkung der einzelnen Übungen noch genannt wird. Der Einsatz der Zwischenübungen ist nur noch angedeutet. Freilich darf auch weiterhin nie vergessen werden, die gute Ausgangshaltung und die feststehenden Füße unermüdlich anzumahnen.

1. Kopfdrehen

Bequeme Haltung auf der ganzen Stuhlfläche, Arme in Brusthöhe aufeinanderlegen, abwechselnd den linken und rechten Arm übereinanderlegen.

Aufrichten – den obenauf liegenden Arm seitwärts strecken – den Fingern nachsehen; Arm zurück – entspannen.

Armstellung wechseln, gegengleich üben, je 4–5mal wiederholen, ausruhen.

2. Kopfneigen

Frei auf der ganzen Stuhlfläche sitzen, Finger verschränken, Arme hochheben und nachstrecken, Blick geradeaus.

Rücken strecken – rechte Schläfe dem rechten Arm nähern – Kopf hoch – Arme ab. Das Ganze 3mal wiederholen.

3. Schulterbewegung

Entspannt auf der ganzen Stuhlfläche sitzen, beide Hände im Schoß.

Rumpf aufrichten – Schultern herunterziehen – zurücknehmen – lockern. 6–8mal wiederholen.

Atmung! »*Geschicklichkeitsübung*« (S. 81)

4. u. 5. Armbewegungen

Auf der ganzen Stuhlfläche sitzen, freie Haltung, Arme vorn dicht am Körper aneinanderlegen.

Im Wechsel mit den linken Fingern zur rechten Lehnenecke streben – lockern; dann mit den rechten zur linken – Arme ab – entspannen. Je 3–4mal.

Frei vorn sitzen, Füße fest!

Mit beiden Fäusten abwechselnd stoßen, als ob man in Augenhöhe einen Ball vor sich hätte. Dazwischen immer wieder Pausen einlegen.

6. Rückenstrecken

Auf der ganzen Stuhlfläche sitzen, Rücken anlehnen, Kopf hängenlassen, Hände im Schoß aufeinanderlegen.

Kopf heben, Hände erst in Brusthöhe – dabei Ellenbogen nach außen – dann in Augenhöhe – schließlich über den Scheitel anheben. Dort kreisen die Hände ein paar Mal umeinander – und senken sich miteinander langsam nach vorn. Völlig entspannen. Im Ganzen 3mal.

»Spiel« (S. 101)

7. Rückenbeweglichkeit

Dicht am Stuhlsitz stehen, Blick zur Lehne.

Mit den Händen zweimal auf den Sitz klatschen – einmal an der Lehne anschlagen – zweimal über dem Kopf zusammenklatschen. Arme ab – Pause. 3–4mal wiederholen.

8. Körperdrehung

Auf der ganzen Stuhlfläche sitzen, linke Hand am linken hinteren Stuhlbein, rechte vorne rechts.

Erst links hinunter- und heraufstreichen, dann rechts. Diese Übung 3–4mal, dann umgekehrt ausführen. Ausruhen!

Atmung!

9. Bauchmuskeln

Auf der vorderen Stuhlhälfte sitzen, trotzdem Rücken anlehnen. Beine geschlossen nach vorne strecken, Fersen auf den Boden.

Beine anheben – öffnen – schließen – senken. Beine anziehen, ausruhen. 3–4mal wiederholen.

»Wettbewerb-Spiel« (S. 80)

10. Hüftübungen

Hinter dem Stuhl stehen, die Körperflanke dicht an der Lehne, die Hand fest auf der Lehne.

Mit dem äußeren Bein Kreise beschreiben. Nach einigen Übungen sich umdrehen und mit dem anderen Bein kreisen.

11. Beine

Hinter der Stuhllehne stehen, Gesicht der Lehne zudrehen, Hände auf dieser.

In flottem Tempo abwechselnd die linke Ferse neben das linke Stuhlbein, die rechte Ferse neben das rechte stellen. Wechsel, 6–8mal wiederholen.

12. Füße

Fest auf dem Stuhl sitzen.

Abwechselnd: Eine Ferse weit vorn, dann den Fußrücken unter dem Stuhl aufsetzen; 5–6mal wiederholen. Dann mit dem anderen Fuß üben.

VIII. Übungs-Einheit

1. Kopf-Seitneigen

Frei sitzen, die Handflächen aneinanderlegen.

Das Händepaar so über die rechte Schulter halten, daß sich, wie beim Einschlafen, das rechte Ohr auf den linken Handrücken legt. Zurück in die Ausgangsstellung; dann die Bewegungen auf der Gegenseite üben. Je 4–5mal wiederholen.

2. Kopfdrehen

Frei sitzen, rechte Hand am rechten hinteren Stuhlbein fest anlegen; bei Wiederholung – Gegenseite.

Mit Daumen und Zeigefinger der linken Hand die Nase fassen und sie – samt dem Kopf – so weit es geht nach links drehen – beide Hände lösen, Gesicht nach vorn. Einige Male wiederholen.

3. Schulter-Arm-Bewegung

Frei sitzen, Arme hängen seitlich, die Ellenbeuge ist zum Körper gerichtet.

Arme voll strecken und so drehen, daß die Ellenbeuge: a) nach vorn – b) nach hinten – c) zum Körper schaut. Arme lockern. Beide Drehungen 6–8mal wiederholen.

Atmung!

4. Eine weitere Schulter-Arm-Bewegung

Angelehnt sitzen.

Handbewegung, als sollte aus einem Rohr Hand über Hand ein Kabel herausgezogen werden. Pause – Weiterziehen – dann Hände in Ruhestellung.

5. Rückenbeweglichkeit

Auf der vorderen Hälfte des Stuhles sitzen, Füße sehr fest am Boden, Unterarme vorn aneinanderlegen.

Rücken strecken, mit dem ganzen Oberkörper 3mal im Uhrzeigersinn – 3mal gegen diesen – kreisen. Arme ab, Pause. Je 3–4mal wiederholen.

6. Rumpfbeuge

Hinter der Stuhllehne stehen, Blick zum Stuhlsitz, Hände fassen seitlich die Lehne.

Körper und Kopf strecken, dann sich so weit über die Lehne neigen, daß man vor dem Sitz auf den Boden schauen kann – aufrichten, Hände lösen, Blick geradeaus. 5–6mal wiederholen.

»Reaktionstraining« (S. 82)

7. Körperdrehung

Frei sitzen, Arme hängenlassen, Füße geschlossen am Boden.

Mit einem Schwung beide Hände an die linke Stuhlsitzseite, sofort anschließend beide Füße neben das rechte Stuhlbein stellen. Wieder mit Schwung Stellung wechseln – Hände rechts an den Stuhl, Füße neben das linke Stuhlbein. Den Wechsel 4mal wiederholen.

8. Körper-Dreh-Beuge

Frei sitzen, Unterarme vorn aufeinanderlegen.

Armhaltung beibehalten! In raschem Wechsel: Linken Ellenbogen neben die linke Hüfte – dann den rechten an die rechte Hüfte. Beides 6mal wiederholen.

Atmen!

9. Bauchmuskelarbeit

Auf dem vorderen Teil des Stuhles sitzen, Beine gestreckt, Arme locker.

Linken Arm vorstrecken und steif halten, dann versuchen, das gestreckte rechte Bein mit dem erhobenen Arm kurz in Berührung zu bringen, Bein abstellen, Arm ab, dann dasselbe umgekehrt. Beides je 3–4mal wiederholen.

10. Hüftübung

Auf der vorderen Stuhlhälfte sitzen, Arme locker, Beine leicht gegrätscht, Knie gestreckt.

Rechte Gesäßhälfte ein wenig anheben – gleichzeitig das rechte Bein über das linke heben – zurück zur Ausgangsstellung. Pause. Dann Bewegung gegengleich. 3–4mal nach jeder Seite.

»Konzentrationsübung« (S. 84)

11. Bein und Knie

Auf dem vorderen Stuhlteil sitzen, Arme locker.

Versuchen, auf irgendeine Weise, eventuell mit Hilfe einer Hand, kurz den linken Fuß auf den rechten Oberschenkel zu legen – gleich wieder abstellen. Dann den rechten Fuß auf den linken Oberschenkel – abstellen. Versuch 2–3mal wiederholen.

12. Fußübung

Normal sitzen, Arme unbeteiligt, Füße am Boden.

Knie auseinanderfallen lassen – Fußsohlen teilweise aneinanderlegen – zurück zur Ausgangsstellung. 6–8mal wiederholen.

»Ballstaffel« (S. 100)

IX. Übungs-Einheit

1. Kopfdrehen

Entspannt auf dem Stuhl sitzen, Finger verschränken.

Die Hände auf die linke Schulter legen, dann über die rechte nach hinten schauen; Hände wieder ab – Blick geradeaus. Dasselbe umgekehrt. Je 3–4mal wiederholen.

2. Kopfneigen

Frei sitzen, die Unterarme zwischen Rücken und Stuhllehne aneinanderlegen.

Nach links hin zur Zimmerdecke hinaufschauen – Blick geradeaus; dann ebenso nach rechts oben. Nach 3–4mal Wiederholung, Hände wieder vor.

3. Schulterbewegung

Auf der vorderen Stuhlhälfte sitzen, Arme locker.

Nun mit der linken Hand »in die linke Gesäßtasche greifen«, Hand wieder vor. Übung mit der rechten Hand ausführen. Beides 4mal wiederholen.

»Geschicklichkeitsübung« (S. 81)

4. Armbewegung

Fest sitzen, Füße am Boden, Arme locker.

Vor Ihnen steht, parallel zum Gesicht, ein Riesenrad, das über Ihren Scheitel hinausreicht und dessen Antriebskurbel sich z. Zt. oben befindet. Mit dieser sollen Sie das Rad drehen; je ein paar Mal mit der rechten Hand nach rechts, – anhalten – dann nach links. Nun löst die linke Hand die rechte ab und dreht gegengleich. Ausruhen.

5. Rumpfdrehbewegung

Fest auf dem Stuhl sitzen, Füße und Knie etwas geöffnet, Arme locker.

Je eine Hand vom gleichseitigen hinteren Stuhlbein in einem großen Bogen ans gegenseitige Knie führen – Arm wieder hängenlassen. Jede Bewegung 4–5mal wiederholen.

6. Rückenstreckung

Fest auf dem Stuhl sitzen, jede Hand umgreift seitlich den Stuhl-sitzrand.

Rücken strecken, Kopf heben und »scheinbar« versuchen, den Stuhl samt dem eigenen Gewicht »anzuheben«; entspannen. 5–6mal wiederholen.

Atmung!

7. Wirbelsäulenbeweglichkeit

Auf dem vorderen Stuhlteil sitzen.

Mit beiden Händen ein Knie umfassen, es hochziehen und versuchen:

a) die Stirn daran zu bringen – Kopf hoch; b) sich sozusagen am Knie festhalten und Rücken nicht nur strecken, sondern sogar samt Kreuz ein wenig nach vorn durchbiegen – Fuß abstellen, Arme hängenlassen, Rücken locker. Beide Bewegungen je 3–4mal wiederholen.

8. Rumpfdrehen

Fest auf der ganzen Stuhlfläche sitzen, Füße besonders fest am Boden, Hände falten.

Hände a) ans vordere linke Stuhleck – dann mit Schwung an das hintere der rechten Seite; b) ans vordere rechte Eck legen – mit Schwung ans linke hintere usw. Wechsel 4–5mal wiederholen.

9. Bauchmuskeltraining

Auf der vorderen Stuhlhälfte sitzen, Füße wie »festgenagelt« am Boden, Arme vorn aneinanderlegen.

Körper gut strecken, die Arme in Brusthöhe vorschieben, Rumpf mitführen; dann wieder zurück in die Senkrechte; nun in gestreckter Kör-perhaltung (Arme wie bisher) an die Lehne zurücksinken (Schulterblätter sollen anstoßen), dann wieder zur Senkrechten aufrichten, Arme ab. 2–3 Versuche genügen.

»Bewegungskette« (S. 85)

10. Hüftübung

Auf der vorderen Stuhlhälfte sitzen, Füße weiter als sonst vorstellen, so daß die Knie ziemlich gestreckt sind, Arme pendeln seitlich.

In dieser Haltung von einer auf die andere Sitzhälfte »schaukeln«; Kopf und Oberkörper müssen mitschaukeln. Einige Male hin und her.

11. Bein und Knie

Vorne sitzen, Hände fest am Stuhl, die Ristseite beider Füße unter dem Stuhl am Boden auflegen.

Diese Fußhaltung beibehalten, während der Oberkörper sich abwechselnd ein wenig vorbeugt – dann zurückneigt – und nach einigen Wiederholungen wieder senkrecht bleibt. Füße an den gewohnten Platz stellen.

12. Fußübung

Bequem sitzen, Füße etwas weiter vorstellen als sonst.

Fersen bleiben fest am Boden, Vorfüße anheben – mit diesen »Fußkreisen« miteinander in die gleiche Richtung und gegeneinander.

»Ballstaffel« (S. 100)

X. Übungs-Einheit

1. Kopfdrehen

Bequem sitzen, Unterarme vorn aneinanderlegen.

Arme ein wenig vom Körper entfernen, Rücken strecken und ausgiebig »Kindlwiegen«. Laufend den Ellenbogen nachsehen.

2. Kopfneigen

Normal sitzen, Hände im Schoß.

Mit der Schulter das Ohrläppchen »wischen«. Mehrmals links und rechts.

3. Schulter

Bequem sitzen.

Abwechselnd den rechten Daumen zwischen die Schulterblätter führen – Finger der rechten Hand der linken Achselhöhle zustrecken. Rechte Hand ruht – die linke führt die gleiche Übung aus.

Konzentration! Atmung!

4. Arme

Bequem sitzen!

Rechte Faust auf die rechte Schulter, von da aus nach vorn die Bewegung des Wegwerfens ausführen. Mehrmals mit dem einen, dann mit dem anderen Arm.

5. Rücken

Frei sitzen, Finger ineinanderflechten, Rücken voll strecken, heben – Arme erst hochführen – dann die Hände auf den Scheitel herunterziehen.

In dieser Haltung verharren, bis 6 zählen, Haltung weiter beibehalten, jetzt die Finger lösen und die Arme langsam senken. Erst wenn sie unten angelangt sind, völlige Entspannung.

6. Rücken und Arme

Am Stuhlsitz stehen, Blick zur Lehne.

Abwechselnd hinter dem Rücken in die Hände klatschen – Hände überkreuz an die Stuhllehne bringen.

Atmung! »*Geschicklichkeit*« (S. 81)

7. Körperdrehen

Frei sitzen, Arme hängen seitlich herunter.

Arme aufschwingen, dann mit der rechten Hand das vordere rechte – mit der linken Hand das linke hintere Stuhlbein fassen, an beiden möglichst weit hinuntergleiten – dann Hände lösen – Arme hängenlassen. Wieder aufschwingen und umgekehrtes Greifen. Beides einige Male wiederholen.

8. Bauchmuskeln

Auf der vorderen Stuhlhälfte sitzen, Hände nach Belieben am Stuhl festhalten oder frei hängenlassen. Beide Beine geschlossen und gestreckt nach vorn, Fersen aufsetzen.

Beine heben – weit öffnen – außen abstellen. Dort wieder anheben – zusammenführen – senken. Kleine Pause dazwischen. 2–4mal wiederholen.

9. Drehung

Auf der vorderen Stuhlhälfte sitzen, Füße am Boden, Knie geschlossen.

Die Füße vor das rechte Stuhlbein stellen – dazu die Hände vor das linke Stuhleck heben. Nun mit Schwung und Anheben der Beine Stellungswechsel. Ohne abzusetzen den Wechsel 2–3mal wiederholen – ausruhen.

»*Spiel*« (S. 101)

10. Hüfte

Mit einer Körperseite dicht an der Stuhllehne stehen, Arm und Hand an dieser auflegen.

Das freie äußere Bein in möglichst großen Kreisen bewegen – Fuß abstellen. Nun den Körper drehen und mit dem jetzt freien Bein kreisen.

11. Bein und Knie

Auf der vorderen Stuhlhälfte sitzen, beide Beine nach vorn, Fersen auf den Boden, sich mit beiden Händen fest auf die Oberschenkel stützen.

Die beiden Vorfüße mit den Zehen so stark als möglich in Richtung Unterschenkel ziehen – lockern, wieder ziehen usw. Die in den Waden entstehende Spannung ist normal und nützlich!

Paarweise Gymnastik

Besonders günstig: Partner 1: ein Altenheimbewohner, Partner 2: eine Person aus dem Pflegebereich.

Alle Teilnehmer sitzen auf Stühlen mit Lehnen. Beide Fußsohlen müssen *immer* fest auf dem Boden stehen.

Übung: 1. Beide Partner hängen die inneren Arme ineinander ein.

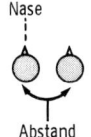

Die freien äußeren Arme schulterhoch heben – ganz strecken und dann mit den Fingerspitzen noch mehr nach außen streben. Dabei folgt der Blick den Fingern.

Äußere Arme senken, Blick wieder geradeaus.

4–6mal wiederholen; nun auch die verschränkten Arme lösen, Plätze wechseln, wieder die inneren Arme einhaken und das Ganze wiederholen. Jeder Platzwechsel geschieht bei dieser Gymnastik am besten so, daß Partner 2 (siehe oben) seinen Stuhl auf die Gegenseite von Partner 1 umstellt, so daß dieser sitzen bleiben kann.

Übung: 2. Jeder der Partner legt Hände und Arme zwischen seinen Rücken und die Stuhllehne.

Nun den Rücken von der Lehne und den Armen weg nach vorn spannen und dabei den Partner ansehen – dann den Rücken zurücksinken lassen, geradeaus schauen, die Arme nach vorn nehmen. 3–5mal wiederholen.

Übung: 3. Jeder hält sich mit der inneren Hand an seiner Stuhlkante fest. – Dann reichen sich die Partner in Augenhöhe und möglichst weit vorne die Hände der äußeren Arme, ziehen sich etwas nach vorn, dann legt jeder seine Hand wieder in den Schoß. 3–5mal wiederholen.

Danach Platzwechsel und wie vorne üben.

Ausatmen! ·

Übung: 4.   Beide Partner klatschen fortlaufend und entsprechend der Tempo-Angabe: 2 × mit der linken Hand auf den linken Oberschenkel, 2 × mit der rechten Hand auf den rechten Oberschenkel, dann 3 × in Augenhöhe in die Hände des Partners. Ohne Pause wiederholen.

Knieschluß

Übung: 5.   Beide Partner legen einander die Hände auf die Schultern, ohne Pause fortlaufend – 6–8mal im Wechsel – schiebt Partner A die Schultern unter seinen Händen weg – während Partner B die Schultern, die er hält, heranzieht; – dann umgekehrt, schließlich Hände in den Schoß.

Knieschluß

Übung: 6.   Partner A verschränkt vorn die Arme und hebt sein linkes Bein, bis das Knie möglichst gestreckt ist.

Knie etwa ½ m
auseinander

Partner B faßt den erhobenen Fuß, schüttelt ein wenig am Bein, läßt los – Partner A stellt das Bein wieder ab. Dann geschieht das gleiche mit dem rechten Bein. Etwa 4mal. Dann übt Partner B das Ganze ebenso.

Übung: 7.   Jedes Paar bekommt eine »Wunderrolle« (oder einen Schal, einen Topfreiber, mittelgroßen Ball o. ä.)

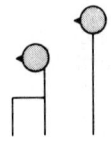

Der Sitzende faßt das Gerät mit beiden Händen und übergibt es mit einem großen Bogen hoch über seinem Kopf dem hinter seinem Stuhl Stehenden. Dieser nimmt das Gerät mit der linken (beim nächsten Mal mit der rechten) Hand ab und reicht es links (bzw. rechts) vom Stuhl wieder dem Vordermann. Nach ca. 8maliger Wiederholung wechseln die Partner die Plätze und wiederholen das Ganze.

Anmerkung: Man kann die Übung zum Wettspiel machen. Der jeweils Stehende zählt, wie oft ihm der Gegenstand von Kommando »los« bis zum Schlußkommando »halt« übergeben wird. Das Paar mit dem häufigsten Wechsel wird zum Sieger erklärt.

Übung: 8.   Der sitzende Partner hält sich beiderseits am Stuhl fest.

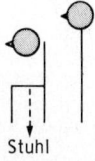

Stuhl

Dann streckt er seinen Rücken – hebt den Kopf (d. h. den Scheitel, nicht das Gesicht!) und bleibt steif in dieser Haltung, während der Stehende eine Hand an den Hinterkopf des Vordermanns anlegt, ihn kurz nach vorn drückt und dann seine Hand wieder löst. 3–4mal wiederholen, dann Platzwechsel.

Übung: 9. Der sitzende Partner läßt seine Arme seitlich hängen und stellt die Fußsohlen besonders fest auf den Boden. Nun hebt er die Arme vor und führt sie im Bogen allmählich immer höher, bis sie ganz gestreckt neben seinen Ohren sind. – Der stehende Partner faßt nun die erhobenen Hände des Sitzenden und federt sie leicht auf sich zu, etwa 3mal, und läßt sie wieder los. Dann senkt der Sitzende langsam seine Arme wieder. 2–3mal wiederholen, dann das Ganze mit vertauschten Rollen.

Bei Übung 7–9 ist Platzwechsel und Rollentausch nur möglich, wenn bei beiden Partnern gleichwertige Leistung vorausgesetzt werden kann. Wenn dies nicht der Fall ist, übt der Schwächere nur im Sitzen.

Übung: 10. Alle Teilnehmer sitzen im »*Stirnkreis*«

Gesicht zur Kreismitte, Hände im Schoß.

Auf die Melodie »Zeigt her eure Füße«, oder ähnliches, oder 2/4-Takt-Musik, folgende Bewegung: Zuerst mit der linken Ferse weit vorn, dann mit der linken Fußspitze nahe am Stuhl auf den Boden auftippen. Übung abwechselnd links und rechts ausführen. Dauer etwa 40 Sekunden, nicht länger.

Klubarbeit: Partner-Übungen mit der »Wunderrolle« am Tisch

Im Folgenden: W = Wunderrolle
A = Partner I
B = Partner II –

Die Partner A und B sitzen sich an einem Tisch gegenüber.

1. A und B rollen mit beiden Händen die W zwischen sich hin und her.

2. A stellt die W mit der rechten Hand senkrecht zwischen sich und B auf den Tisch (ohne sie loszulassen), B übernimmt sie mit der linken Hand – und beginnt mit der rechten Hand dieselbe Übung. Anschließend wird linkshändig geübt.

3. A nimmt die W waagerecht zwischen seine beiden Handteller, hebt sie an und legt sie, einen hohen Bogen beschreibend, vor B. Dieser tut das gleiche.

4. A hebt wie bei Nr. 3 die W hoch über die Tischmitte, daß B sich anstrengen muß, um sie übernehmen zu können.

5. A greift ein Ende der W mit seiner rechten Hand und berührt mit dem freien Ende die rechte Schulter von B. Dann umgekehrt. Nach einigen Wiederholungen wiederholt B das Ganze.

6. Die W liegt, rechtwinkelig zur Tischkante, zwischen den Partnern auf dem Tisch. Diese halten ihre Hände hinter dem Rücken. Auf den Zuruf »los« beeilen sich beide, die W *an ihren zwei Enden* zu fassen und schnell über den Kopf zu heben. Wer schneller zugreift ist Sieger!

7. A legt seine beiden Handflächen mit eingeschlagenem Daumen vor sich auf den Tisch. B legt die W auf die Finger von A. Dieser hebt sie an und beschreibt mit seinen Händen, ohne die W zu verlieren, flach über dem Tisch 3 Kreise *im Uhrzeigersinn*, dann 3 Kreise *gegen diesen*. Gelingt ihm diese Leistung, gewinnt er damit 6 Punkte. (Wenn nicht = so viele Punkte als Kreise.) Danach vertauschen A und B die Rollen.

8. A hält die beiden Ende der W mit angebeugten Armen vor sich auf dem Tisch fest. B legt seine linke Hand auf die Mitte der W. Auf Zuruf »los« versucht B, die Rolle zu sich zu ziehen – A wehrt ab. Dann dasselbe mit der rechten Hand und schließlich mit vertauschten Rollen.

9. A legt seine beiden Unterarme – gut handbreit von der Kante entfernt – dicht aneinander auf die Tischplatte. B faßt die W an ihren beiden Enden und versucht damit, die Arme des Partners zu verschieben. A leistet Widerstand so lange und so gut er kann. Nach »Abpfiff« – Rollentausch der Partner.

10. A und B nehmen je ein Ende der W und heben sie schulterhoch. *Ohne Kraftaufwand* schiebt A die Rolle von sich weg, während B sie zu sich zieht. Dies in fortlaufendem Wechsel.

11. Wieder die W ergreifen, wie bei Übung 10. Gemeinsam setzen nun beide Partner mehrmals hintereinander die W senkrecht, und zwar abwechselnd einmal mit dem einen, dann dem anderen Ende, zwischen sich auf die Tischplatte.

12. Noch einmal halten A und B die Rolle wie oben und heben sie gemeinsam über der Tischmitte so hoch als möglich – noch einen Ruck höher – und legen sie wieder ab.

Die Übungen mit der Wunderrolle eignen sich weniger für größere Gruppen am langen Tisch, als vielmehr für zwei Personen, z. B. Rekonvaleszenten im Krankenzimmer.

Bewegungsspiele

Nun folgen Anleitungen für Bewegungsspiele, zumeist mit dem beliebten Ball, aber auch andere. Ohne daß es den Akteuren bewußt wird, dient jede der Spielformen einem bestimmten Zweck.

Die Auswahl bleibt dem Leiter überlassen, er sorgt dafür, daß das Spiel den Wünschen aller und den gegebenen räumlichen Verhältnissen entspricht. Das Spiel sollte in keiner Übungsstunde fehlen, eher könnte gelegentlich einmal auf eine Lektion verzichtet werden, d. h. nur gespielt werden. Jede Spielform soll, ohne daß dies besonders hervortritt, die körperlichen Fähigkeiten, das Konzentrations- sowie Reaktionsvermögen und das Gedächtnis der Bejahrten fördern; wir müssen also *besondere Spiele* verwenden.

Die in der folgenden Sammlung zusammengestellten rund vierzig Bewegungsspiele entsprechen größtenteils dieser Forderung und eignen sich dafür, den programmierten »Übungseinheiten« zugeordnet zu werden.

An den Spielen können sich beliebig viele Personen beteiligen.

≡ Vorbemerkungen

1. Möglichst totale Beteiligung
Grundsätzlich sollen immer *alle* Gruppenmitglieder an den Spielen beteiligt werden. Gibt es aber unter ihnen stark Behinderte, z.B. Einhänder, Rollstuhlfahrer u. a., die bei bestimmten Spielformen nicht mittun können, dürfen oder wollen, sollte man versuchen, sie etwa als »Zähler«, »Schiedsrichter« einzusetzen oder ihnen eine Funktion am Start oder Ziel übertragen.

2. Vergnügen am Spiel vor Ehrgeiz
Auch dann, wenn es beim Alten-Spiel um »Wettbewerb« oder um Einzel- und Gruppensieger geht, sollte nicht der Ehrgeiz tonangebend sein, sondern Eifer und guter Wille gelobt und damit Vergnügen und Freude geweckt werden.

3. Art der verwendeten Bälle
Ausschließlich leichte Bälle – z.B. Wasserbälle – sollten wegen geringerer Gefahr von Verletzung oder Beschädigung Verwendung finden; größere – weil sie für steife Hände besser greifbar sind als kleine; bunte – weil sie gut sichtbar sind.

4. Richtiges Ballfangen der alten Leute
Bei einer großen Zahl von Spielen kommt es auf Werfen und Fangen der Bälle an, also müssen wir unseren Alten zunächst das für sie geeignete Ballfangen lehren und mit ihnen üben. Sie sollen den Ball nicht mit gestreckten, gespreizten Fingern erwarten, sondern mit den aufwärts gerichteten Handflächen annehmen und an den Körper heranbringen. So gelingt der Fang meistens, ohne daß die Fingergelenke durch den geworfenen Ball gestaucht werden.

5. Spielbeschreibung
Alle Spielbeschreibungen beginnen mit Angabe der einfachsten Form. Folgen Variationen, so steigert sich bei diesen der Leistungs- und Schweregrad.

≡ Geschicklichkeitstraining

Durch gemeinschaftliche manuelle Übungsspiele lassen sich immer die sonst nur selten ausgeführten Bewegungen herauslocken. Sie wecken ihrerseits brachliegende oder schon vergessene Fertigkeiten, so daß aufgrund verbesserter manueller Fähigkeit die typische Altersungeschicklichkeit im Alltag kompensiert werden kann.

Zu bedenken ist dabei, daß auch kleine, scheinbar unbedeutende Bewegungskombinationen zur Anstrengung werden, wenn man sie länger in erhöhtem Tempo ausführt. Daher ist es ratsam, die Bewegungen langsam zu beginnen, dann das Tempo rasch zu steigern und damit die Übung zu beenden. Für viele alte Leute ist gerade das noch mögliche rasche Ausführen einer Bewegung oder Tätigkeit befriedigend und anregend.

Eine Form der anwendbaren Möglichkeiten besteht darin, bestimmte seiten-ungleiche Haltungen oder Bewegungen auf abgesprochene Zeichen hin fortlaufend taktmäßig im Wechsel auszuführen. Das geschieht einfacher mit, schwieriger ohne Zwischenbewegung.

Vertauschen

1. Beispiel: Hände im Schoß
    1. Takt: Linke Hand über dem Kopf zur Faust ballen, rechte Hand klopft auf den linken Oberschenkel;
    2. Takt: Hände im Schoß;
    3. Takt: Rechte Hand über dem Kopf zur Faust ballen, linke Hand klopft auf den rechten Oberschenkel;

4. Takt: Hände im Schoß. Fortlaufender Wechsel, 5–6mal pro Takt.

2. Beispiel: Hände im Schoß
1. Takt: Linken Unterarm und Hand zwischen Rücken und Stuhllehne legen, rechte Hand faßt ans linke vordere Stuhlbein;
2. Takt: Rechten Unterarm und Hand zwischen Rücken und Lehne legen;
3. Takt: Hände in den Schoß. Fortlaufender Wechsel 3–4mal, Pause –, 3–4mal das Ganze wiederholen.

3. Beispiel: Hände im Schoß
1. Takt: Linke Hand winkt vor dem Gesicht, rechter Fuß stampft auf den Boden;
2. Takt: Rechte Hand winkt vor dem Gesicht, linker Fuß stampft auf den Boden.
Takt 3 und 4 wie Takt 1 und 2,
oder: 5mal Takt 1 – 5mal Takt 2. Dann das Ganze 3mal wiederholen.

4. Beispiel: Hände locker auf die Oberschenkel
1. Takt: Linken Arm samt Hand und Fingern nach vorn ausstrecken, rechten Arm ebenso, aber Finger zur Faust ballen;
2. Takt: Hände auf die Oberschenkel;
3. Takt: Wie Takt 1, aber vertauschte Fingerhaltung.

5. Beispiel: Arme hängenlassen
1. Takt: Linke Hand faßt das Stuhlbein vorn links, rechten Arm mit lockerer Hand über den Kopf hängenlassen;
2. Takt: Beide Arme nach unten hängenlassen;
3. Takt: Wie Takt eins, aber Hand- und Armhaltung vertauschen.

═══ Reaktionstraining

Die Fähigkeit, auf Töne, Symbole oder andere Zeichen, die im Alltagsleben auftreten können, rasch und richtig zu reagieren, droht normalerweise im Alter allmählich zu schwinden, ist aber bis zu bestimmten Graden üb-bar.

Die Alten-Gruppen-Gymnastik gibt uns häufig Gelegenheit, in Bewegungsspielen versteckt, die Reaktionsfähigkeit unserer alten Leute zu üben. Dem müssen allerdings klare, eindeutige Abmachungen zwischen den Partnern vorausgehen, bei denen der *Leiter* definiert, welche Zeichen, z. B. Töne, Farben, Worte, er angeben wird. Dazu erklärt er auch genau, mit welchen Aktionen die *Teilnehmer* auf diese »antworten« sollen.

Reaktionsübungen sollen den alten Menschen nicht als kindliche Spielereien erscheinen, sondern Lernvorgänge sein, mit denen wir ihnen beweisen, daß auch sie noch einmal Neues erlernen können.

1. Beispiel: Laut und leise

Der Leiter taktiert auf dem Tamburin fortlaufend, aber abwechselnd *laut* und *leise*.

Die Spielregel für die im Kreis sitzenden Teilnehmer heißt: Bei lauten Schlägen taktgemäß in die Hände klatschen; bei leisen Schlägen im Takt mit den Füßen auf den Boden stampfen. Die Reaktionen müssen bei jedem Wechsel erfolgen, die Dauer der Phasen und das Tempo wählt der Leiter unterschiedlich nach Belieben. Die Gesamtdauer dieser Übung sollte 2–3 Minuten nicht überschreiten.

2. Beispiel: Rot und blau

Der Teilnehmerkreis teilt sich in einen »roten« und einen »blauen« Halbkreis. Im Zentrum liegen ein roter – ein blauer – ein gelber Ring. Als auszuführende Bewegung bestimmt der Leiter: Unterarme vor der Brust umeinander kreisen.

Spielregel für die Gruppe: Tritt der Leiter, während er den Takt gibt, zum roten Ring – bewegen sich nur diejenigen, die zum roten Halbkreis gehören. Ebenso kreisen nur die »Blauen« die Arme, wenn der Leiter beim blauen Ring steht. Stellt er sich aber an den gelben Ring, dann bewegen sich – der vorangegangenen Abmachung gemäß – entweder alle – oder keiner der Teilnehmer.

Selbstverständlich lassen sich alle Anordnungen unbegrenzt variieren; Abwechslung fordert Aufmerksamkeit und Reaktion heraus. Auch diese Übung sollte man nicht länger als 3–5 Minuten fortsetzen.

≡   **Konzentrations- und Gedächtnistraining**

Die in dieser Gruppe geschilderten Bewegungsspiele fordern von den Teilnehmern, daß sie gut mitdenken und sich genau merken, was vor Beginn abgemacht wird. Denn im Spielverlauf kommt es darauf an, aufzupassen und den Angaben des Leiters jeweils die richtigen Bewegungen zuzuordnen.

1. Beispiel: Dreierlei

Abmachung: Gibt der Leiter langsam nur leise Schläge, dann neigen die Spieler, entsprechend seinem Takt, ihren Kopf abwechselnd ihrer linken und rechten Schulter zu. Gibt er kräftiger und rascher den Takt – dann klatschen die Teilnehmer dementsprechend »Beifall«. Taktiert er laute Doppelschläge (tam. tam. – tam. tam.), dann treten die Spieler diesem Rhythmus entsprechend mit dem linken und rechten Fuß den Boden. Bei den folgenden Wiederholungen ändert der Leiter die Reihenfolge der drei Schlagarten.

2. Beispiel: Zahlenspiel

Abmachung: Für die Grundbewegung gibt der Leiter bei diesem Spiel fortlaufend gleichmäßige Taktschläge, diesen entsprechend klatschen alle Teilnehmer in die Hände.

Ruft der Leiter dazu nun plötzlich die Zahl 8, dann müssen alle so reagieren, daß sie nun im Tamburin-Takt vor sich die Unterarme umeinander kreisen, bis der Leiter das Zeichen zum Aufhören gibt. Dann geht es weiter mit der Grundbewegung, wie vorher. Ruft er nun die Zahl 20, dann drehen alle im Takt ihren Oberkörper abwechselnd nach links und nach rechts, bis zum Signal des Leiters, und wieder geht es weiter mit der Grundbewegung klatschen. Ertönt nun der Ruf *100,* dann stehen alle auf und bleiben stehen, bis wieder zur Grundbewegung aufgerufen wird. Auch hier sollte der Leiter die Reihenfolge seiner Rufe ändern.

3. Beispiel: Kopf und Schwanz

Alle stellen sich vor, es fände ein Spaziergang statt. Die Teilnehmer lassen dem Takt entsprechend seitlich vom Stuhl ihre Arme pendeln.

Abmachung: Ruft der Leiter »*Kopf*«, dann bleiben alle stehen, d. h. sie halten ihre Arme ruhig, müssen aber irgendwas mit ihrem Kopf tun, z. B. die Hände vor das Gesicht, an die Ohren, an den Hinterkopf legen; oder umschauen, den Kopf recken, zur Seite neigen u. a. Der Spaziergang geht weiter wie vorher, bis der Leiter ruft: »Schwanz«! Dazu gehört dann »Stehenbleiben – Arme ruhig halten, dafür etwas mit dem Gesäß tun«, z.B. wechselseitig eine Sitzhälfte anheben, Hände darunterlegen, seitlich an die Hüften klopfen und ähnliches. Es ist ratsam, daß sich jeder Teilnehmer schon vor Beginn des »Spazierganges« ausdenkt, welche Bewegung er machen möchte.

4. Beispiel: Hoher Besuch

Grundbewegung: Gehbewegung mit den Füßen im Sitzen, taktmäßig nach entsprechenden Tamburinschlägen.

Abmachung: Ruft der Leiter: »Der Bürgermeister kommt« (bzw. bei den Wiederholungen ein anderer bekannter hoher Herr), stehen alle auf. Danach »gehen« sie weiter. Beim Zuruf: »Die Prinzessin kommt«, oder ähnliches, winken alle mit beiden Händen.

Die Abmachungen werden fortgesetzt, der Phantasie sind keine Grenzen gesetzt. Falls »der böse Feind« kommt, kauern sich z.B. alle zusammen, Kopf auf die Arme, Arme auf die Knie.

≡ Bewegungs-Ketten

Die einfachste Art von Bewegungsketten entsteht dadurch, daß der Leiter jeweils 3, 4 oder auch 6 *unterschiedliche* Hauptbewegungen mit ebensovielen *gleichbleibenden* Zwischenbewegungen zusammen-»kettet«. Schwieriger wird die Kette, wenn 4–6 oder mehr Hauptbewegungen ohne Zwischenbewegungen aneinandergereiht werden.

Solche Bewegungsketten laufen in neuerer Zeit, ebenso wie »Klatschreihen« oder auch mit diesen kombiniert, unter der Bezeichnung »Sitz-Tanz«, sofern sie paarweise ausgeführt werden und z.T. aus Partnerübungen bestehen. Der Ergeiz, daß solche Reihen klappen, ist bei den Teilnehmern groß – für uns allerdings weniger. Denn es darf keinesfalls dazu kommen, daß die Länge der Kette und der Eifer der Übenden zur Überanstrengung einzelner führen. Die Durchführung ist nach dem Takt des Tamburins möglich, reizvoller ist das Ganze freilich nach Musik.

1. Beispiel: Mit Zwischenbewegungen, im Sechser-Takt.
      Schema: X ○ ✳ ○ ⊕ ○
             1 2 3 4 5 6
     X = Oberarme aufeinanderlegen
     ✳ = mit den Händen seitlich am Stuhl anschlagen
     ⊕ = mit den Fingern überkreuz die Schulter antippen
     ○ = in die Hände klatschen, als Zwischenbewegung.

»Ein Kettenglied« besteht aus sechs Bewegungen; vier solche Glieder, zu einer Kette aufgereiht, ergeben also 24 Bewegungen ohne Pause. Das ist für eine Alten-Gruppe eine nicht zu unterschätzende Leistung, sowohl körperlich wie auch gedächtnismäßig.

2. Beispiel: Ebenfalls im Sechser-Takt mit Zwischenbewegungen.

Schema: X ○ ✳ ○ ⊕ ○
        1 2 3 4 5 6

X = Arme vorn verschränken
✳ = seitlich an die Unterschenkel klatschen
⊕ = mit den Händen eine »Lange Nase« machen
○ = vorn in der Luft Fäuste ballen, als Zwischenbewegung.

3. Beispiel: Mit Zwischenbewegungen, im Achter-Takt.

Schema: X ○ ✳ ○ ⊕ ○ □ ○
        1 2 3 4 5 6 7 8

X = auf die Oberschenkel klopfen
✳ = Hände an die Ohren legen
⊕ = mit den Füßen trampeln
□ = Unterarme über dem Kopf kreuzen
○ = in die Hände klatschen, als Zwischenbewegung.

4. Beispiel: im Dreitakt ohne Zwischenbewegung.

Schema: X ✳ ⊕
        1 2 3

X = überkreuz auf die Oberschenkel klatschen
✳ = Hände auf dem Kopf zusammenlegen
⊕ = Knie öffnen und schließen (bei geschlossenen Füßen).

5. Beispiel: Im Vierer-Takt ohne Zwischenbewegung.

Schema: X ✳ ⊕ □
        1 2 3 4

X = beide Fäuste auf die linke Schulter
✳ = über dem Kopf in die Hände klatschen
⊕ = beide Fäuste auf die rechte Schulter
□ = seitlich an die Oberschenkel klatschen.

≡ Einige Hinweise zur Wiederholung – als Warnung – und zur Ermunterung

Eine Alten-Gruppen-Gymnastik-Lektion sollte nie länger als 45 Minuten dauern.

Die Teilnehmerzahl sollte 15–18 nicht überschreiten, damit der Leiter alle Übenden im Auge behalten kann; deshalb ist auch Kreis-Formation einer Blockaufstellung der Stühle vorzuziehen.

Was sollte man nicht tun ...

... Alten-Gruppen-Gymnastik als »Morgen-Gymnastik« ist ungünstig, weil der Organismus eines Älteren nach der Nachtruhe eine viel längere »Anlaufzeit« benötigt als der des jüngeren Menschen.

... den Zeitabstand zur vorangegangenen Mahlzeit zu kurz ansetzen; er muß mindestens 2 Stunden betragen.

... dem Wunsch der Teilnehmer nachgeben und zu lange üben, wenn dies z. B. mit Musik geschieht.

... das Übungsprogramm recht oft wechseln, denn Neuerlernen bedeutet im Alter eine erheblich größere körperliche Belastung als Wiederholen.

Welche Bewegungen sollten wir bei der Gymnastik unterlassen und welche der alte Mensch meiden ...

... Kopfkreisen, weil im Alter Veränderungen im Hinterhaupt-Halswirbelgelenk vorhanden sind und der Hals sich verkürzt hat.

... Forcierte Rumpfbeuge vorwärts, um mit den Fingern den Boden zu erreichen; weil die Wirbelzwischenräume und der Abstand von Brustkorb zum Becken sich verschmälert haben und starkes Vorbeugen sich daher ungünstig auswirken kann.

... Kniebeuge aus dem Stand, weil sie zu mehrfachen Schäden direkt am Gelenk und anderen Stellen führen kann. (Statt dessen: von einem höheren Sitz (Tisch) aus die Unterschenkel öfter am Tag minutenlang baumeln lassen.)

... »Ausschütteln« der Arme und Hände, der Beine und Füße zur »Lockerung«; weil dies zum »Ausschleudern« werden muß; für die unelastisch gewordenen Muskeln und gleitbehinderten Sehnen und Gelenke ist die Schleuderbewegung jedoch ungünstig.

»Gute Haltung« ist wichtig ...

... auch für den alten Menschen, und zwar aus vielerlei Gründen. Sie muß erhalten und möglichst wieder verbessert werden, dazu kann die Alten-Gruppen-Gymnastik am besten beitragen. Nur Mahnen und Zureden nützt nichts. Der Gealterte hat das Gefühl für die richtige Haltung verloren, und er muß z. B. wieder lernen, was Geradesitzen heißt. Daher fordert man dann dieses vor Beginn jeder Übung und erinnert unermüdlich daran.

Was darf bei der Alten-Gruppen-Gymnastik nicht fehlen ...

... Das Training von Reaktions- und Konzentrationsfähigkeit, von Gedächtnis und Geschicklichkeit muß in das Programm der Alten-Gruppen-Gymnastik mit eingeflochten werden. Es kann sogar zur vergnüglichen Gestaltung der Lektionen beitragen.

... Spiel und Wettbewerb, denn beides dient der Gemeinschaft, beides fördert unwillkürlich gegenseitige Toleranz einerseits und Hilfsbereitschaft andererseits.

... gelegentliche Musikbegleitung, weniger beim straff aufgebauten Übungsprogramm, aber bei Spiel, Geschicklichkeitsübung und bei kleinen Tanzvergnügungen.

... schließlich die Heiterkeit als ein unentbehrlicher Bestandteil der Alten-Gruppen-Gymnastik! Lachen löst ganz von selbst äußere und innere Spannungen, überwindet Hemmungen, festigt die Gemeinschaft und befreit aus der Isolation.

≡ Verwendung von unkonventionellen Handgeräten

Abwechslung, Spannung, ein wenig mehr Anstrengung, dafür aber auch besonderes Vergnügen bereitet es der Gruppe, wenn mit Handgeräten geübt wird. Die auf den alten Menschen abgestimmten »Geräte« sind einfachster Art. Der Zweck ist folgender: Der Übende leistet wesentlich mehr, wenn er sich vorstellen kann, daß er etwas hochstemmen müsse – auch wenn dies ohne Kraftaufwand möglich ist – als wenn er einfach den Arm hochstrecken würde; Armschwünge werden zu geführten, kontrollierten Bewegungen – wie es für ihn besser ist – wenn er etwas mitführen muß, und sei es nur ein Schal.

Auf eine Anzahl in diesem Sinne verwendbarer Gerätschaften verweisen die folgenden Beispiele.

Der Schal, ein vielseitiges Gerät

1. Beispiel: Aufrecht sitzen, Schal an beiden Enden fassen und ihn hinter die Schulterblätter legen. Schal spannen, Rücken noch mehr strecken, so daß zwischen Rücken und Schal ein Zwischenraum entsteht.

2. Beispiel: Frei sitzen, Schal an beiden Enden fassen, ihn nun möglichst weit vorne zwischen beiden Händen senkrecht spannen, wieder zurücknehmen und wieder spannen. Öfterer Wechsel, einmal die linke, einmal die rechte Hand nach oben führen.

3. Beispiel: Frei sitzen, Schal in seiner Mitte mit der rechten Hand fassen und vor dem Körper große liegende »Achter« schwingen.

4. Beispiel: Frei sitzen, dabei mit gestreckten Knien die Fersen weit vorne aufsetzen. Schal an beiden Enden fassen und – mindestens in Hüfthöhe – quer über den Beinen spannen. Dann abwechselnd mit je einem Bein den Schal berühren.

5. Beispiel: Frei sitzen, Kopf heben und steif halten. In Brusthöhe mit jeder Hand ein Schalende fassen. Während die linke Hand ihr Ende an der linken Schulter festhält, zieht die rechte ihres so weit als möglich nach vorn. Schal herunterziehen, dann umgekehrt dasselbe ausführen.

Mit dem »**Reiber**« = »Topfkratzer« aus Plastik

1. Beispiel: Frei sitzen, Reiber in der rechten Hand, beide Arme zur Seite gestreckt. Nun den Reiber der anderen Hand übergeben, fortlaufend, aber wechselweise über den Kopf – unter den Knien durch.

2. Beispiel: Auf der vorderen Stuhlhälfte sitzen, Reiber in der rechten Hand, ungefähr brusthoch so weit vorne, daß er von der linken Fußspitze berührt werden kann.

3. Beispiel: Frei sitzen, Reiber in der rechten Hand. Diese reicht ihn über die rechte Schulter nach hinten-unten, dort übernimmt ihn die linke Hand.

4. Beispiel: Auf dem vorderen Stuhlteil sitzen. Linksseitig Arm und Hand steif nach vorn strecken, Reiber auf den Handrücken – dann die rechte Hand unter die linke legen. Vom Stuhl aufstehen und sich wieder setzen, ohne den Reiber zu verlieren.

5. Beispiel: Auf der vorderen Stuhlhälfte sitzen, Reiber zwischen die inneren Fußknöchel stecken und festhalten. Mit ihm die Beine nach links ausstrecken (Ferse am Boden), dann in hohem Bogen nach rechts heben, wieder nach links, Füße vorn abstellen.

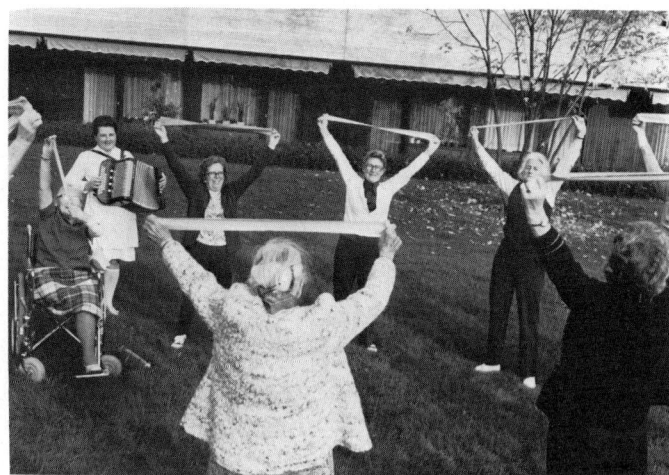

4a

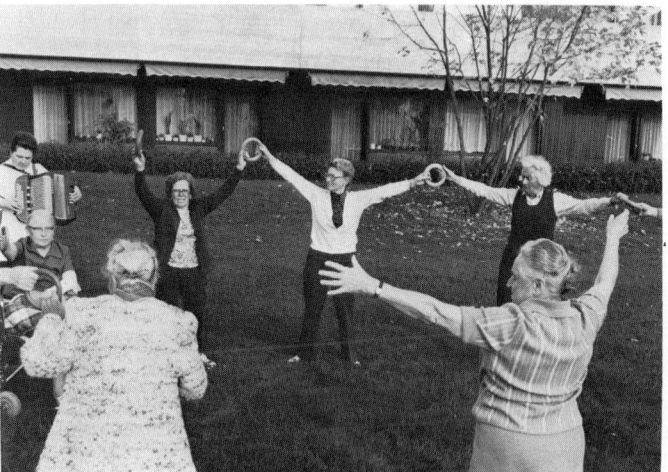

4b

Abb. 4   a und b Zu den regelmäßig stattfindenden Übungsstunden drinnen und draußen kommen alle, die wollen. (Die Abb. 4 und 5 sowie Abb. 10–17 entstanden im Altenheim St. Vinzenz, Wangen/Allgäu.)

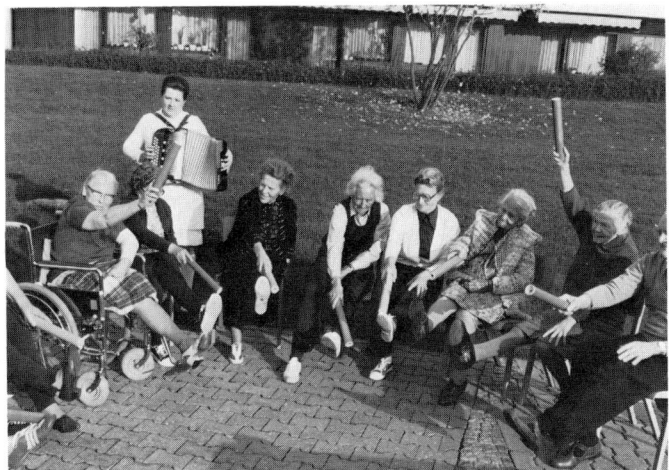

5a

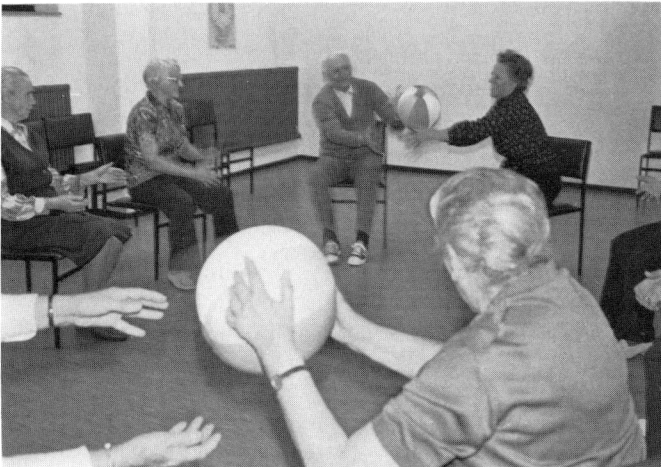

5b

Abb. 5   a und b Schal, Plastikring, Wunderrolle und bunter Wasserball bringen Abwechslung, lockern die Übungen auf und intensivieren zugleich die Leistung der einzelnen Teilnehmer.

Mit der »**Wunderrolle**«

Schwerer ist die Wunderrolle, die z. B. aus einer festzusammengerollten und mit Tesa-Streifen umwickelten Illustrierten besteht.

Leichter, aber ebenso verwendbar ist sie, wenn sie aus Papprollen, z. B. von Küchenkrepp, hergestellt wird. Vielleicht macht es den Teilnehmern der Altengymnastik Spaß, die schweren und die leichten Rollen durch Überkleben mit Buntpapier zu verschönern.

1. Beispiel: »Jongleur«

Ganz aufrecht sitzen, Scheitel heben. Mit beiden Händen die W quer auf den Kopf legen – Hände vorsichtig von ihr lösen – bis zehn zählen – W abwerfen.

2. Beispiel: »Rolltreppe«

Auf der vorderen Stuhlhälfte sitzen, W quer vor die senkrecht unter den Knien aufgestellten Füße legen. Nun die Ferse des einen Fußes *hinter* die Rolle, die Spitzen des anderen Fußes *vor* sie stellen und mehrmals fortlaufend den Platz wechseln, ohne die W zu berühren.

3. Beispiel: Bequem sitzen, die W auf den Knien liegend mit beiden Händen fassen und sie schräg links aufwärts werfen – fangen, dann nach schräg rechts, dasselbe und nach vorn in der Mitte.

4. Beispiel: Die Rolle mit der linken Hand vor sich halten – so ein wenig hochwerfen, mit der rechten Hand fangen. Dasselbe umgekehrt.

5. Beispiel: Die waagerechte Rolle in Schulterhöhe mit beiden Händen fassen und sie – als wollte man einen Hebel umlegen – vorwärts drücken – wieder zurückziehen, dies 5–6mal, dann Pause.

Mit einem **Seil** von etwa 80 cm Länge

1. Beispiel: Stellen Sie sich vor, jedes Seilende wäre der Griff an einer Walze, die vor Ihnen aufgebaut ist.

Seil spannen (= die Walze) und diese waagerecht weg- und her»drehen«.

2. Beispiel: Frei sitzen, in jeder Hand ein Seilende. Dieses vorn hochheben – kräftig spannen – wieder herunternehmen. Dann wieder spannen – aber mit überkreuzten Armen, herunterlegen. Beides mehrmals hintereinander, ziemlich rasch.

3. Beispiel: Ein Seilende mit den Füßen am Boden fixieren, das andere mit beiden Händen fassen – Seil nach oben spannen – dort »umrühren«, d. h. große Kreise beschreiben, immer in der gleichen Höhe.

4. Beispiel: Beide Seilenden in die rechte Hand nehmen, linke Hand auf das rechte Knie legen. Nun die Seilschlingen neben der linken Körperseite vor- und zurückschwingen. Nach mehreren Schwüngen Pause, dann gegengleich dasselbe.

5. Beispiel: Bequem sitzen. Ein Seilende hält die rechte Hand seitlich am Stuhl fest. Die linke Hand nimmt das andere, zieht es möglichst hoch und führt es so über die rechte Hand. Beide Hände in den Schoß. Dann mehrmals wechselseitig das Ganze wiederholen.

Mit einem **Tennisring**

1. Beispiel: Auf der vorderen Stuhlhälfte sitzen, Beine ausstrecken und grätschen, Ferse auf den Boden, etwa stuhlbreit auseinander. Die rechte Hand hält den Ring, holt in großem Bogen aus, hängt ihn über die linke Fußspitze, zieht diese etwas vom Boden, stellt sie wieder ab und nimmt den Ring wieder mit zurück. Dasselbe gegengleich.

2. Beispiel: Frei sitzen, Ring auf den Kopf legen, Arme locker hängenlassen. Möglichst ohne Hilfe der Hände aufstehen und sich langsam wieder setzen, ohne den Ring zu verlieren.

3. Beispiel: Aufrecht sitzen. Den Ring vorn, parallel zum Körper, mit je einer Hand von außen her fassen, Ellenbogen nach außen. Ring »auseinanderreißen«, herunternehmen. Dieselbe Übung über dem Kopf ausführen.

4. Beispiel: Angelehnt sitzen, Ring in der rechten Hand. Sie übergibt ihn hinter der Stuhllehne der linken Hand; diese führt ihn hoch oben über dem Kopf der rechten Schulter zu, wo ihn die rechte Hand wieder übernimmt. Einige Male dasselbe, dann umgekehrt.

5. Beispiel: Aufrecht sitzen. Den Ring über die rechte Hand hängen – indem diese von rechts nach links durch seine Öffnung fährt – und ihn hoch werfen (ca. einen Meter), die linke Hand fängt ihn und tut wie die rechte. Jeder Übende zählt, wie oft ihm dies gelingt.

Mit dem **kleinen Springball**

1. Beispiel: Aufrecht sitzen, den linken Arm vorstrecken und den Handrücken nach oben drehen. Die rechte Hand legt den Ball auf diesen; dann muß sie mindestens 6mal, lieber noch öfter, seitlich an den Stuhl klopfen. So lange muß der Ball liegen bleiben, erst dann wirft ihn die linke Hand hoch – die rechte Hand, oder beide, fangen ihn. Gegengleich.

2. Beispiel: Bequem sitzen. Ball in eine Hand nehmen und dann so schnell als möglich rundum von einer in die andere Hand geben, und zwar hinten an der Stuhllehne und vorn an den Knien vorbei.

3. Beispiel: Aufrecht sitzen, die rechte Hand hat den Ball. Sie hält ihn mit ausgestrecktem Arm zu je einer Seite – läßt ihn von dort aus fallen, beide Hände fangen ihn beim Hochspringen.

4. Beispiel: Frei sitzen, Füße etwas auseinanderstellen. Ball mit je einer Hand vorhalten – ihn fallen lassen und dann fortlaufend bei jedem Hochspringen mit je einer der flachen Hände wieder auf den Boden prellen.

5. Beispiel: Auf der vorderen Stuhlhälfte sitzen. Ball mit der rechten Hand unter dem linken Knie durch der linken Hand geben. Diese gibt ihn unter dem rechten Knie durch wieder der rechten Hand. Diesen Wechsel mehrmals wiederholen. Pause, das Ganze mehrere Male.

Aus einem **Zeitungsblatt**, das durch viermaliges Falten zum Streifen wird (Improvisiertes Übungsmittel)

1. Beispiel: Bequem auf dem vorderen Teil des Stuhles sitzen, Füße etwas aus- und voreinander stellen, Zeitung auf beide Handrücken legen. Nun Hände vorstrecken – Rücken aufrichten … vom Stuhl aufstehen und sich wieder hinsetzen, ohne die Zeitung zu verlieren.

2. Beispiel: Frei sitzen, Zeitung in der rechten Hand. Mit dieser in fortlaufendem Wechsel: Am linken Knie von außen her – am rechten Schulterblatt von oben her anschlagen. Nach einer Unterbrechung dasselbe umgekehrt.

3. Beispiel: Auf dem vorderen Stuhlteil sitzen. In flottem Tempo erst mit der Zeitung in der rechten Hand – 3mal auf den rechten Oberschenkel, dann 3mal an die linke Fußsohle schlagen, Zeitung der linken Hand übergeben, dasselbe umgekehrt ausführen; beides fortlaufend wiederholen.

4. Beispiel: Aufrecht sitzen. Mit dem Blatt in der rechten Hand 5–6mal abwechselnd an der linken Stuhlsitzkante – über dem Kopf in die linke Handfläche – am rechten hinteren Stuhlbein anschlagen. Dasselbe dann gegengleich.

5. Beispiel: Jeder dreht sich auf seinem Stuhl, so daß seine linke Seite an die Lehne kommt. Zeitungsblatt in der rechten Hand. Dann immer fortlaufend und genau im angegebenen Takt: a) am rechtsseitigen hinteren

Stuhlbein, b) vorn vorbei von außen an der Lehne, c) auf dem rechten Knie, d) den Rücken des Vordermanns anschlagen, Pause. Drehung auf dem Stuhl, jetzt rechte Seite an die Lehne. Das Ganze mit der linken Hand wiederholen.

Für jeden Teilnehmer einen **Luftballon!**

Bei den Übungsspielereien mit dem Luftballon kann man nicht angelehnt, sondern muß auf der vorderen Stuhlkante sitzen.

1. Beispiel: Vorn, in Höhe des Gesichts, den Ballon abwechselnd mit je einem Hand-*Rücken* aufwärtsstoßen. Fortlaufend bis zum Ruf »halt«.

2. Beispiel: Ballon zwischen die inneren Fußknöchel nehmen und ihn mit diesen zu verschiedenen Zielen bewegen: Zu je einem Stuhlbein, weit nach vorn, dicht heran usw.

3. Beispiel: Ballon mit beiden Händen fassen, ihn vor das Gesicht halten und nach Angabe des Leiters durch ihn hindurchschauen: zum linken und rechten Nachbar, nach oben, auf den Boden und auch nach hinten.

4. Beispiel: Frei sitzen. Den Ballon mit gespreizten Fingern zwischen die Hände nehmen und ihn fortlaufend vom Gesicht weg – zum Gesicht hin – drehen, ohne ihn zu verlieren.

5. Beispiel: Am Stuhlsitz stehen, Gesicht der Lehne zuwenden. Ballon von oben auf den Sitz fallen lassen und ihn weiterhin immer, wenn er hochspringt, mit je einer Hand prellen.

Übungen mit einem **Kleiderbügel** ohne Haken als Handgerät.

Sitzen auf einem Stuhl mit Lehne, der frei im Raum steht. Beide Füße immer fest auf dem Boden.

1. Beispiel: Bügel an beiden Enden mit den Händen fassen. a) Ihn bis *hoch über den Kopf heben*, rechte *Hand oben lassen*; das linke Bügelende mit der linken Hand *an die linke Schulter ziehen* (Ellenbogen zur Seite), wieder hinaufdrücken und schließlich Bügel herunternehmen. b) Dasselbe rechts, einige Male wechseln.

2. Beispiel: Bügel an beiden Enden fassen und *auf die Knie* legen. Von da aus seinen Bogen *um die rechte Sitzhälfte* und wieder auf die Knie legen (Griff nicht lockern). Dasselbe dann links. Allen Bewegungen der Hände nachschauen!

3. Beispiel: Bügel auf die Oberschenkel legen, an beiden Enden fassen. a) Diese erst *nach vorn*, dann im Bogen *nach oben* über den Kopf heben, b) von da aus *auf den Scheitel herunterziehen*, c) *Bügel loslassen*, Hände zur Seite, Bügel soll liegen bleiben. Das gelingt nur, wenn der Kopf von Anfang an gut aufgerichtet wurde.

4. Beispiel: Vom Sitz aufstehen, mit den Beinen am Stuhlsitz bleiben. *Bügel hinter dem Rücken* mit beiden Händen halten.

a) Rücken strecken – Schultern zurücknehmen – Kopf gerade halten, b) in dieser Haltung bleiben, trotzdem versuchen, den *Bügel an die Stuhllehne* zu bringen.

5. Beispiel: Wieder *sitzen*. Bügel mit beiden Händen *an der linken Hüfte, parallel zu Stuhlsitz*, halten.

a) In dieser Drehung den Bügel *hochführen*, b) ihn über den Kopf heben, sich *zur rechten Seite drehen* und ihn dann wieder *senken*. c) Das Ganze von hier aus wiederholen. Der *Blick!* soll dem Bügel immer folgen.

6. Beispiel: Bügel an beiden Enden fassen und auf die Oberschenkel legen. Stellen Sie sich vor, Sie hätten eine *rechteckige Tischplatte* vor sich.

a) Schieben Sie in der Luft den Bügel abwechselnd an die (gedachte) *linke*, an die *rechte*, an die gegenüberliegende Tischseite; nehmen Sie ihn dazwischen herunter. b) Nun stellen Sie sich eine *runde Tischplatte* vor und gleiten, mit dem Bügel in beiden Händen, an seiner Kante entlang. Einmal *im Uhrzeigersinn*, einmal *entgegengesetzt*.

7. Beispiel: Setzen Sie sich auf die *vordere Hälfte* Ihres Stuhles, legen Sie den *Bügel hinter sich* – Biegung zur Lehne gerichtet – und fassen Sie ihn dort mit *beiden Händen*. Nun versuchen Sie, ihn einige Male am Rücken entlang *hoch, noch höher* und wieder *herunter zu schieben*.

8. Beispiel: Mit beiden Händen den Bügel vorn *in Brusthöhe* halten. In *flottem Tempo* diesen abwechselnd *vor die Schienbeine* und wieder in Brusthöhe heben.

9. Beispiel: Bügel im Schoß, sein *rechtes Ende mit der rechten Hand* fassen.

a) Mit dem *freien Bügelende linksseitig zwischen den Stuhlbeinen* am Boden antippen (zur Kontrolle nachschauen), ihn wieder heraufnehmen und dasselbe rechtsseitig mit der linken Hand ausführen. b) *Rechtes Bügelende* in der rechten Hand, das freie Ende nacheinander: *am rechten hinteren Stuhlbein, vor den Füßen, am linken Stuhlbein* aufstoßen. Das Ganze auch umgekehrt üben.

10. Beispiel: Bügel mit beiden Händen so weit als möglich nach *vorn halten.* Versuchen, erst mit dem einen, dann mit dem anderen gestreckten Bein dort *an diesen* zu stoßen.

11. Beispiel: Im Sitzen *beide Beine nach vorn strecken,* Fersen auf den Boden. Bügel in beide Hände nehmen.

a) Diesen über den Kopf hochheben und dann mittels einer Rumpfbeuge vorwärts *auf die beiden Unterschenkel* legen, *loslassen.* b) Er soll *nicht herunterfallen,* wenn nun die *beiden Fersen, so hoch es geht, vom Boden* gehoben und wieder abgestellt werden. Danach holen die Hände den Bügel wieder herauf.

12. Beispiel: Mit der *rechten Hand ein Bügelende* fassen.

a) Bügel hochheben bis über den Kopf und dort mit der *linken Hand abnehmen,* b) diese übergibt ihn *unter dem Stuhl* hindurch wieder der rechten Hand. Dann umgekehrt: Linke Hand hebt hoch – rechte übernimmt und gibt unten an die linke zurück.

13. Beispiel: Beine nach vorn strecken, Fersen *ziemlich weit auseinander* am Boden aufstellen. *Ein Bügelende* in der *rechten Hand* mit dem freien Ende

a) *neben der linken Ferse,* b) *zwischen den hinteren Stuhlbeinen* den Boden berühren. Mehrmals verhältnismäßig schneller Wechsel, dann das Ganze mit der linken Hand.

14. Beispiel: Bügel auf den Boden legen, direkt unter den Knien. Füße auf diesen stellen, möglichst ohne Strümpfe und Schuhe. Dann sollen die *Zehen den Bügel umgreifen,* vielleicht sogar ein wenig heben. *Aber:* die Fersen müssen bei allen Versuchen fest auf dem Boden *stehen* bleiben.

15. Beispiel: Mit der *rechten Hand den Bügel in der Mitte* fassen. Stellen Sie sich einen *Handgriff an einem mannshohen Rad* rechts neben Ihrem Stuhl vor. *Setzen* Sie diesen nun in *Bewegung, drehen* Sie es einige Male *vorwärts, halten* Sie es an. Drehen Sie es in die andere Richtung. Dasselbe wird linksseitig mit der linken Hand geübt.

16. Beispiel: Die rechte Hand hält den Bügel. Geben Sie ihn recht schnell, unter fortlaufendem Händewechsel *rund um sich und die Stuhllehne herum,* in der einen wie in der anderen Richtung.

Die Übung beginnt mit dem Kommando »Achtung – los« und endet mit »Halt«. Es wird gezählt, wie viele Übungen in diesem Zeitraum gelingen.

≡ Gemeinschaftsübungen am Seilring

Der Umfang des gespannten Seilringes muß mit dem Stirnkreis der Teilnehmer übereinstimmen. *Faustregel:* Jeder Übende muß ungefähr ein seiner Schulterbreite entsprechendes Stück des leicht gespannten Seiles zur Verfügung haben.

1. Beispiel: Jeder Übende ergreift mit beiden Händen das Seil. Auf das Startzeichen des Leiters »handeln« alle zugleich den Seilring möglichst schnell nach links bis zum Stoppruf; dann gleicherweise nach rechts.

Variationen der Leistung ergeben sich daraus, daß die Bewegungen a) dicht über den Oberschenkel der Teilnehmer, b) in Brusthöhe, c) in Augenhöhe ausgeführt werden oder, daß einmal mit Ober-, einmal mit Untergriff gearbeitet wird.

2. Beispiel: Alle ergreifen das Seil von oben her in Schulterbreite mit beiden Händen und bemühen sich, auf Kommando das Stück zu »zerreißen«.

3. Beispiel: Zunächst halten beide Hände das Seil. Dann läßt die linke los, während die rechte dieses hoch-»stemmt«. Nun übernimmt oben die linke Hand, stemmt noch nach und legt das Seil wieder ab. Beim nächsten Mal arbeiten die Hände gegengleich usw.

4. Beispiel: Seil beidhändig, im üblichen Abstand, mit gestreckten Armen nach vorn heben, abwechselnd mit je einem Bein dieses anstoßen.

5. Beispiel: Beide Hände eines jeden Teilnehmers fassen vorn, etwa körperbreit auseinander, das Seil. Alle müssen genau den Angaben des Leiters folgen, wenn das Seil nun nach vorn – nach unten – zum Körper heran und wieder herauf, kreisförmig, bewegt wird.

≡ Gemeinschaftliche Ballspiele

Das »Ball-Karussell«

An die Teilnehmerrunde werden so viele Wasserbälle verteilt, daß ungefähr jeder fünfte einen Ball in den Händen hält. Das »Karussell« dreht sich auf die einfachste Weise so:

Beim Startkommando »nach links, Los!« läßt jeder Ballbesitzer seinen Ball nach links weiterwandern. So werden die Bälle fortlaufend in einer Richtung weitergegeben, bis zum Kommandoruf »Halt!«. Dann geschieht das gleiche in die entgegengesetzte Richtung. Nach insgesamt 4–6 Runden endet das Spiel.

Ein »Ballkarussell« wirkt immer ermunternd und paßt deshalb gut an den Anfang der Lektion; nicht zuletzt auch darum, weil es gehemmte, zaghafte, neue Teilnehmer ganz automatisch mit einschaltet.

Wesentlich mehr Aufmerksamkeit fordert das Spiel heraus, wenn der oben geschilderte Richtungswechsel übergangslos, also ohne vorheriges »Halt« gespielt wird; denn dann ist gutes Aufpassen und schnelles Reagieren notwendig.

Ein »Buntes Karussell«

wird der Ballumlauf dadurch, daß der Leiter zu Beginn auch noch einen Tennisring, kleinen Ball, »Reiber« zusätzlich, also im Ganzen 4–5 verschiedene »Geräte«, in Umlauf gibt, jedoch erst dann, wenn diese Veränderung angekündigt ist. Die Teilnehmer müssen nun während einer Runde unentwegt ein Gerät abnehmen und weitergeben.

»Lausbuben-Karussell«

heißt das Spiel dann, wenn der Leiter die zusätzlichen Greifobjekte nach und nach einzeln, *ohne* vorherige Ankündigung, in den Umlauf mit einschleust. Zum großen Vergnügen aller steht das »Lausbubenkarussell« oft sehr schnell still, dann nämlich, wenn schließlich 6 von den 10 Gerätschaften sich bei einem Teilnehmer angesammelt haben.

»Das Hindernisrennen«

Dazu verwenden wir einen sog. »Pezzi«- oder »Hasi«-Therapieball, der ursprünglich zu therapeutischen Zwecken bei hirngeschädigten Kindern erdacht wurde. Er hat 60–80 cm Durchmesser, ist aufblasbar oder massiv im Handel erhältlich und schafft auch für die Alten-Gruppen-Gymnastik neue Möglichkeiten. Selbstverständlich kann er immer nur gerollt, nicht geworfen werden. Als besondere Aufgabe bauen wir im Zentrum unseres Kreises einen »Turm« (aus Wunderrollen, evtl. vorhandenen Keulen oder Stäben, auch Pappwürfeln), oder markieren, als Variante, mittels flachausgelegtem tesa-befestigtem bunten Papier ein »Loch« von etwa 2 qm Fläche. Das erste Hindernis darf »Pezzi« nicht umwerfen, das andere nicht überqueren noch streifen, wenn er schnell oder langsam den Teilnehmerkreis kreuzt.

Man kann dem eben aufgezeichneten Spiel auch Wettbewerbscharakter geben. Es heißt dann »Die bessere Hälfte«. In diesem Fall muß der Leiter den ganzen Kreis in zwei Hälften unterteilen und bestimmen, welches von den Hindernissen für beide Teile Geltung hat. Nun stößt zunächst aus dem einen Halbkreis ein Teilnehmer nach dem anderen den Ball ins

Feld, von wo aus er wieder zurückgerollt wird. Während dieser ersten Phase, ebenso wie nachher bei der zweiten, notiert der Leiter die fehlerlosen Stöße. Haben alle des einen Halbkreises einmal ihr Glück versucht, dann beginnen die anderen. So ergibt sich zum Schluß »die bessere Hälfte«.

≡ Spielerische Wettbewerbe

Zu den ausgesprochenen Wettbewerbsspielen zählen alle *Ballstaffeln*. Vor Beginn einer solchen muß immer die gesamte Teilnehmergruppe in zwei Hälften oder gegebenenfalls in mehrere gleich große Gruppen geteilt werden.

Bei ungerader Teilnehmerzahl sollte man niemand als »überzählig« ganz ausschließen, sondern entweder einen Ersatzmann hinzunehmen oder den überzähligen Teilnehmer anderweitig, z. B. als Linienrichter u. a., im Spiel beschäftigen. Daß der Leiter selbst mitspielt, ist nicht zu empfehlen, er muß die Spielleitung in der Hand behalten und vor allem darauf achten, daß keiner seiner Teilnehmer in der Hitze des Gefechts zu viel des Guten tut.

Bei Wettspielen ist besonders wichtig, daß die Teilnehmer vorher geübt haben, den Ball *richtig* zu werfen und zu fassen (siehe »Vorbemerkungen« für den Abschnitt »Bewegungsspiele«).

Nun formiert sich der Teilnehmer*kreis* in *Reihen* um. Eine *Flanken-Reihe* entsteht, wenn die in zwei Reihen hintereinander auf ihren Stühlen sitzenden Spieler sich die Körperflanken zuwenden, alle in die gleiche Richtung blicken und Vorder- wie Schlußmänner sich jeweils genau auf einer Linie nebeneinander befinden. Der Abstand zwischen den Stuhlreihen sollte 150–200 cm betragen. Sehr lange Reihen zu bilden ist ungünstig, denn sie sind schlecht zu übersehen und erschweren den Teilnehmern durch zu lange Aktionspausen die Mitarbeit. So empfiehlt sich, statt zwei überlangen Reihen 3 oder 4 mittlere zu formieren; allerdings gibt es dann statt je einer Gewinn- und Verliererreihe einen 1., 2., 3. bzw. 4. *Platz*.

»Innen und Außen«

Jeder Vordermann bekommt einen Ball. Alle Bälle wandern, auf das Startkommando des Leiters hin, jeweils an den Innenseiten der Reihen, durch alle Hände nach hinten, zum Schlußmann. Der gibt den Ball außen dem Spieler vor sich und von dort läuft er an der Außenseite zum Vordermann. Er ist »Zähler«; mit »eins« ist die Runde beendet. Ohne Unterbrechung schickt er den Ball innenseitig wieder nach hinten, vom Schlußmann nach außen gegeben, geht er dort von Hand zu Hand wieder bis zum Vordermann. Beides wiederholt sich, bis einer von ihnen die vorher vom Leiter bestimmte Rundenzahl melden kann und damit seine Reihe als Sieger qualifiziert.

Es gibt viele Variationen für diese Staffel:

a) Ball wird an der Innenseite nach hinten und an der Außenseite wieder vorgerollt. b) Ball geht innen von Hand zu Hand nach hinten und rollt an der Außenseite vor. c) Ball rollt an der Innenseite nach hinten und läuft außen von Hand vor.

Achtung! Es ist nicht ungefährlich, wenn ältere Leute im Sitzen den Ball – wie sonst üblich – über den Kopf nach hinten weiterreichen, weil diese Bewegung für die Wirbelsäule ungünstig ist, es können auch Kopfschmerzen und Schwindel eintreten.

Das Prinzip der Staffel ist nun dargestellt und bleibt für alle Spiele gleich. Veränderungen ergeben sich nun durch die Spiel-Aufstellung. Je zwei Flankenreihen werden zur *Gasse*, wenn die Teilnehmer der ersteren sich mit ihren Stühlen so drehen, daß je zwei Spieler sich gegenübersitzen und sich ansehen; ganz genau muß dies bei den beiden »Köpfen« jeder Reihe stimmen. Bei einem von ihnen beginnt nun das Abzählen mit Eins, sein Gegenüber ist Zwei, usw. Alle Einser melden sich, betrachten sich genau und erkennen, daß eine zwischen ihnen gezogene Linie in Zick-Zack-Form verläuft. Das gleiche zeigt sich bei den Zweiern. Der Spitzen-Einser und Spitzen-Zweier bekommen je einen Ball. Probeweise läuft nun der Ball der Einser einmal von Anfang an seine Route durch, bis er wieder beim »Kopf« landet. Ebenso führen die Zweier einen Probelauf durch. *Übrigens:* Zwischen Hin- und Rücklauf darf keine Pause entstehen.

Der Leiter nennt noch die Rundenzahl – anfangs zwei, maximal fünf – und gibt dann das Zeichen zum Beginn. Der Zick-Zack-Staffellauf der Bälle kann beginnen und endet, wenn »Kopf« Eins oder »Kopf« Zwei melden können, daß das Soll erfüllt wurde.

Geschicklichkeitsspiel ohne Wettbewerbs-Charakter

Der Plumpsack geht um

«Plumpsack» ist ein kleiner Ball, der in ein Tuch – möglichst in ein rotes – eingebunden ist. Der Leiter teilt den Spielerkreis in zwei Hälften und grenzt sie deutlich voneinander ab – etwa durch zwei leere Stühle. –

Spielordnung: Ein Teil ist die A-Aktiv-Gruppe und bekommt den Plumpsack. Die anderen bilden die P-Passiv-Gruppe. Sie stützen die Ellenbogen auf die Oberschenkel und legen das Gesicht in die Hände. Auf Kommando wandert nun der Plumpsack in der A-Gruppe eilig von Hand zu Hand hin und her, bis zum Kommando »Halt!«.

Nun darf die P-Gruppe aufschauen, – gleichzeitig – müssen alle Hände der A-Gruppe schleunigst hinter der Stuhllehne verschwinden und damit auch der Plumpsack. Nun bemühen sich die Leute der P-Gruppe, herauszufinden, wer den Plumpsack versteckt hält. Rät jemand richtig, so notiert der Leiter für diese Gruppe einen Punkt. Die Kreishälften vertauschen die Rollen und das Ganze wiederholt sich. Nach 6–8maligem Rollenwechsel stellt der Leiter die beiderseitige Punktzahl fest und ruft den Sieger aus.

Fangen und Werfen

1. Beispiel: Der Leiter steht etwa in der Mitte seines Teilnehmerkreises und wirft den Ball der Reihe nach jedem von ihnen zu – jeder fängt diesen und wirft ihn zum Leiter zurück, der frei beweglich ist, während seine Mitspieler sitzen.

2. Beispiel: Der Leiter wirft, wieder fortlaufend, ganz willkürlich irgendeinem seiner Spieler den Ball zu. Dieser fängt und wirft zurück.

3. Beispiel: Aus dem bisherigen läßt sich nun ein ganz einfaches »Ausscheidungs-Spiel« entwickeln: Jeder Spieler, der den ihm vom Leiter zugeworfenen Ball nicht fangen konnte, legt seine Hände auf den Rücken und bekommt keinen Ball mehr zugespielt. Das Spiel geht weiter, bis nur noch ein Teilnehmer im Spiel ist und somit zum »Sieger« erklärt wird.

Neck-Ball

Achtung: Den Ball »prellen« heißt: Entweder wirft der Spieler den Ball ziemlich senkrecht mit einiger Kraft *vor sich* auf den Boden und fängt ihn selbst, wenn er wieder hochspringt.

Oder: Er wirft den Ball etwas schräg zwischen sich und dem Mitspieler gegenüber auf den Boden, so daß dieser ihn nach dem Aufsprung fassen kann.

I. Variation: Die Teilnehmer sitzen mit verschränkten Armen, die sie *nur* zum Fangen und Werfen lösen dürfen, im Kreis:

- Der Leiter spielt von der Mitte aus rundum einen nach dem andern an; aber ganz nach Belieben *wirft* oder *prellt* er den Ball. – In beiden Fällen *wirft* der Fänger zurück.
- Auf gleiche Weise spielt er seine Teilnehmer nun unregelmäßig an, nicht der Reihe nach. Sie reagieren wieder mit Rückwurf.

Die Spieler müssen sich konzentrieren, denn wer den Ball nicht fängt, scheidet aus.

II. Variation: Nun »neckt« der Leiter seine Teilnehmer dadurch, daß er entweder: Den Ball anhebt, als wolle er ihn prellen, – dann aber normal wirft oder umgekehrt.

- Oder: Indem er, scheinbar zum Wurf bereit, *einen* anschaut, dann den Ball ganz schnell aber einem anderen zuspielt.

Eine spezielle Form von Bewegungsübungen stellen die gemeinsamen »Spaziergänge« dar. Sie lassen sich alle rhythmisch gestalten, und zwar mittels bekannter alter oder auch neuer Schallplatten. Mit musikalischen Zugaben bereiten wir unserer Senioren-Gruppe bekanntlich immer größtes Vergnügen. Darüber hinaus verfolgen aber diese »rhythmischen Spaziergänge« auch ein ernsthaftes Ziel: Sie sollen unsere alten Leute wendiger machen für das Alltags-Leben drinnen und draußen und ihnen, wenn nötig, mehr Sicherheit und Selbstvertrauen für ihr Verhalten auf der Straße geben.

1. Beispiel: »Marktplatz«

Vom Anfangskommando bis zum Abpfiff gehen die Teilnehmer taktgemäß, langsamer oder schneller, nach Angabe mit kleineren oder größeren Schritten, im ganzen Raum kreuz und quer durcheinander.

Abmachung: Jeder soll sich bemühen, keinen Nachbarn zu streifen oder gar zu behindern.

2. Beispiel: »Fußgängerzone«

Während des lebhaften Durcheinander-Gehens – mit oder ohne Musik – gibt der Leiter in Abständen Zurufe, auf die alle, wie vorher abgemacht, rasch reagieren sollen; dann geht jeder wieder weiter.

Abmachung: Zuruf »Achtung! Auto« – alle bleiben kurz stehen; Zuruf: »Es donnert« – alle beeilen sich und gehen schneller; Zuruf: »Ein Spritzwagen kommt« – alle treten aus dem Stand vorsichtig einen Schritt zurück.

≡ Schlußbetrachtung

Eine Reihe von Jahren sind vergangen, seitdem da und dort die ersten Versuche mit der Alten-Gruppen-Gymnastik unternommen wurden. Der Anfang war schwierig, denn man erkannte, daß weder Schul- noch Vereins-Turnen, auch nicht die Übungsformen der rhythmischen oder tänzerischen Gymnastik alleiniges Vorbild für diese Art Gymnastik sein konnten; zudem stand auch kein für diesen Zweck modifiziertes »Sondermodell« zur Verfügung. Dazu kam, daß jene, denen die Bemühungen galten, diese Neuerung nicht unbedingt als Bereicherung ihrer alten Tage ansahen, sondern ihr eher mißmutig und skeptisch als freudig – erwartungsvoll gegenüberstanden. Trotzdem nahmen Optimismus und Liebe zur Sache schnell alle Hürden. Zusehends mehrten sich die Alten-Gruppen, die voll Schwung und Eifer und sogar mit erkennbar guten Erfolgen für alle Beteiligten, »ihre« Gymnastik betrieben. Viele Ältere lernten, vergnügliche Körperbetätigung, verbunden mit tatsächlicher Leistung, Spiel und Wettbewerb im Kreis einer Gemeinschaft wieder schätzen. Mancher wurde selbstbewußter, wenn er sich einem Jüngeren überlegen fühlen konnte; andere trugen die Bürde des Alters leichter, wenn sie sich mit schwer behinderten Nachbarn verglichen. Außerdem wirkte sich die Alten-Gruppen-Gymnastik für alle in einer deutlich erkennbaren Steigerung der Leistungsfähigkeit, besonders im Alltagsgeschehen, günstig aus.

Der 1. Teil dieser Arbeit stellt Zielsetzung, zweckdienliche Methodik und umfangreiche Übungsanleitungen – z. T. von besonderer Art – vor, die geeignet erscheinen für Aufbau und Programmierung einer eigenständigen Alten-Gymnastik, die Verwendung finden können, sowohl für noch Rüstige als auch für stark Gealterte, für selbstaktive, interessierte, noch körpergewandte Bejahrte ebenso wie für unselbständige, schwerfällige, behinderte – und deshalb besonders bewegungsbedürftige Heimbewohner.

Möge diese Anleitung der nun schon allgemein als wichtig und unentbehrlich akzeptierten Aktion zu weiterem Aufschwung verhelfen. *Wunder* kann man auch von der allerbesten Gymnastik nicht erwarten. Sie kann das zunehmende »Altwerden« nicht verhindern und schon gar nicht »wieder-jung-machen«.

Aber wir können guten Gewissens versprechen, daß »unsere« Alten-Gruppen-Gymnastik zu gesunder Lebendigkeit und Bewegungsfreude verhelfen wird, die das Alter leichter ertragen lassen und so auch die späteren Lebensjahre froher gestalten.

Aktivpflege

≡ Allgemeine Ziele, Hinweise für die Praxis

Im Verlauf des letzten Jahrzehnts sind Forschung und Wissenschaft im Bereich der Gerontologie und Geriatrie zu neuen Erkenntnissen gekommen. Es wird gefordert, daß die Fürsorge für alte Menschen nicht nur eine *Alten-Pflege*, sondern auch die *Alten-Rehabilitation* beinhaltet.

Das erfordert u. a. die Einführung der Altengruppen-Gymnastik auf breiter Basis und außerdem, für die Heimversorgung, die Umstellung der überholten klassischen Passivpflege zugunsten der heute allgemein gültigen Aktivpflege.

Wann immer Aufbruch zu Neuem notwendig wird, obliegt es der jüngeren Generation, sich für den Fortschritt einzusetzen, ihm Boden zu gewinnen und in der Praxis dessen Wert zu beweisen. Aber zugleich entsteht für alle Generationen die Notwendigkeit, sich von Althergebrachtem zu trennen, sich freimütig zum Neuen zu bekennen.

In der Periode der passiven Pflege wurde die eigene Aktivität des alten Menschen ausgeschaltet, er war davon abhängig, was der Pflegende nach bestem Wissen und Können an ihm und *für* ihn tun wollte und tat.

Heute – unter dem Zeichen der Aktivpflege – soll auch der Gealterte *selbst aktiv* sein und bleiben und sich mit mehr oder weniger Hilfe der gleichfalls aktiven Pflegerin darum kümmern, alle Fähigkeiten, über die er noch verfügt, so weit zu erhalten, daß er kraft dieser unabhängig von Dauerpflege bleiben und sein Leben auf seine Weise gestalten kann.

Was alles dem alten Menschen verlorenging, wenn er anfangs vielleicht noch widerstrebend, dann aber sich willenlos der aufgezwungenen Passivität ergab, was er infolge zunehmender Bewegungsunfähigkeit erleiden mußte und was schließlich aus ihm wurde, das soll hier nicht aufgezählt werden.

Ein einziges Beispiel – für viele andere – möge darstellen, daß, weit über die landläufig bekannten Grenzen hinaus, gerade im Altenleben unendlich viel davon abhängt, ob der Mensch seine Bewegungsfähigkeit behält oder verliert.

Die einzige Äußerung, durch die ein Mensch schon im Mutterleib kundtun kann, daß er lebt, ist die Bewegung. Die Fähigkeit dazu bringt er mit auf die Welt und kann sie, vor aller anderen Begabung, schon in der ersten Stunde seines Lebens nutzen. Die Gabe, sich bewegen zu können, als wesentliches Element der Lebendigkeit, die ihm bis zum letzten Atemzug verbleibt, kann er dennoch nur so lange nützen, als er sie unaufhörlich übt und gebraucht. Wird ihm die Möglichkeit dazu entzogen, dann geht sie schnell und endgültig verloren.

Allen Menschen wurde die Fähigkeit zuteil, durch spontane, unwillkürliche Bewegungen – mehr als durch andere Kontaktmittel – dem Mitmenschen zu zeigen, was im Augenblick sein Gemüt bewegt: Je nach Temperament »richtet *Freude* ihn auf«; jemand, der sich freut, klatscht in die Hände, hüpft vor Freude, umarmt den Nächsten; Kummer beugt ihn tief, drückt ihn nieder. – *Ehrfurcht* zwingt ihn zu knien und sich zu verneigen; um *Höflichkeit* zu beweisen, verbeugt er sich, knickst, streckt dem Partner die Hände entgegen. Im *Zorn* schüttelt er die geballten Fäuste und schlägt sogar zu.

Wieviel entbehrt ein alter Mensch, wenn es ihm unmöglich geworden ist, sich durch Bewegung dem anderen mitzuteilen und sich abzureagieren. Wie oft mag seine Umgebung ihn für teilnahmslos, undankbar, eingeengt oder erloschen halten und sich von ihm abwenden; von ihm, der sich einst ebenso lebhaft wie andere ausdrücken konnte und es noch tun würde, wäre er dazu imstande.

Zu den Entbehrungen, die erzwungene Bewegungslosigkeit den Dauerliegern auferlegt, kommen häufig noch quälende Schmerzen, die den ganzen Bewegungsapparat erfassen, wenn chronischer Bewegungsmangel oder -ausfall langsam fortschreitende Versteifungen auslöst.

Heute bieten Allgemeinheit und Heim nicht nur dem rüstigen alten Menschen, sondern auch demjenigen in reduziertem Zustand viele Gelegenheiten, um allein oder in der Gemeinschaft persönliche Fähigkeiten und Talente zur Geltung zu bringen. Der Gealterte muß in Bewegung bleiben. Auch die Alten-Gruppen-Gymnastik fördert oder *erhält* ihm diese, und er *behält* oder gewinnt dadurch jene Selbständigkeit, die ihm draußen und im Heim erlaubt, sein spätes Alltagsleben unabhängig und auf seine Weise zu bewältigen. Selbst dann, wenn die Behinderungen dazu zwingen, einen Alt-Gewordenen auf die Pflegestation zu verlegen, wird er heute nicht mehr zum Dauerlieger, sondern hat auch dann noch teil an gelegentlicher Gemeinschaftlichkeit *außerhalb des Bettes*, wenn er z. B. in seinem Rollstuhl am Tisch sitzen und wenigstens einmal wöchentlich »seine« Spezial-Gymnastik betreiben kann, vielleicht gar zu den Klängen einer Harmonika. Die beiden eben dargestellten Aktionen Aktivierung und Re-Aktivierung, d. h.

Menschen »tätig erhalten« und »wieder in Bewegung bringen«, versprechen fast immer zugleich mit dem Einfluß auf die körperliche Bewegungsfähigkeit auch einen solchen auf die Persönlichkeit unserer Betreuten.

Beide Aktionen sind deshalb heute nicht mehr Sonderaufgaben, die man aus freien Stücken übernehmen, aber auch unterlassen kann. Beide sind vielmehr integrierte Bestandteile der modernen Altenversorgung; sie sind im besonderen Hauptbestandteil der Aktiv-Pflege. Sicher ist, daß beides anfangs Mühe kostet, ebenso sicher ist aber, daß der spätere Erfolg auch Mühe erspart.

Medikamente, Injektionen u. ä. werden auch im Rahmen der Altenpflege meistens nur auf ärztliche Anordnung verabreicht. Für viele der Manipulationen gibt es bestimmte Regeln und technische Vorschriften, zu deren Einhaltung die Schwester sich verpflichtet hat.

Für bewegungsfördernde Maßnahmen stellt der Arzt *kein* Rezept aus, und es gibt kein allgemeingültiges Reglement für die Durchführung. In diesem Fall ist der *bedürftige alte Mensch* ganz allein auf die Initiative seiner Pflegerin, auf ihre theoretisch unterbauten, praktischen Kenntnisse und auf ihren Einfallsreichtum angewiesen. Sie muß verantwortungsbewußt *für* ihren Pflegling und vor allem *mit ihm zusammen* das durchführen, was er nach heutiger Auffassung braucht. Beiden gebührt dann auch der Lohn des Erfolgs – der nicht ausbleiben wird – und beide erleben die Freude daran.

Die bewegungsfördernde Arbeit gewinnt gerade dadurch einen besonderen Reiz für die Pflegerin, daß sie in ihrer Aufgabe eine ernsthafte Verpflichtung sieht und nicht nur eine lästige Mehrarbeit.

Im Folgenden sollen nun sowohl für die allgemeine Praxis als auch für bestimmte Situationen brauchbare Vorschläge dargestellt werden, denen gemeinsam ist, daß »Hauptbestandteil« aller bewegungsfördernden Maßnahmen die aktive Übung sein muß.

— 	*Dazu folgende Vor-Informationen:*

Wer *aktiv übt*, betätigt bewußt willkürlich und ausschließlich mit seiner eigenen Kraft die Muskeln und Gelenke seines Bewegungsapparates innerhalb der ihm möglichen Grenzen. (Normalerweise schränkt aber das Alter jedem sein Bewegungsprogramm zunehmend ein.)

Im Gegensatz zur aktiven Bewegung steht das *passive Bewegtwerden*, das nur mittels Kraft des Partners – hier Betreuers – geschieht; die Muskulatur des Beübten bleibt jedoch untätig und wird so auch nicht gefördert.

Im Zusammenhang mit passivem Bewegen ist es jedoch dem Betreuer grundsätzlich nicht erlaubt, in eigener Regie und mit seiner manuellen Kraft Gelenke zu bewegen, wenn er dabei bewußten oder unbewußten mechanischen Widerstand des Beübten überwinden muß. (Z.B. um ein strecksteifes Knie zu beugen, einen beugesteifen Ellenbogen zu strecken, eine Wirbelsäulenrundung aufzurichten.)

Passives Mobilisieren gehört ausschließlich in die Hand des *Behandlungs-Fachmannes*.

Es ist wichtig, zu wissen, daß jede scheinbar ganz einfache Bewegung sich aus einem Komplex von Einzelaktionen und deren Koordination zusammensetzt.

Nehmen wir als Muster die Beugung eines Armes im Ellenbogengelenk. Innerhalb von Sekundenbruchteilen wird der Befehl vom Gehirn über Leitungsbahnen an die graue Substanz des Rückenmarks und von dort an die zuständigen Muskeln weitergeleitet. Das sind in unserem Fall die Beuger- und Streckergruppen, die das Ellenbogengelenk beherrschen. Sie führen dann in Partner-Arbeit den Befehl wie folgt aus: Auf der Innenseite verkürzen sich die Beuger, ziehen das beträchtliche Gewicht von Finger – Hand – Unterarmknochen an den Oberarm heran. Eine ausgewogene Gegenspannung der Streckmuskeln steuert von der Außenseite her diese Bewegung, die durch entsprechende Reaktionen an der Gelenkkapsel, am Gefäßsystem, an der Hand und durch chemische Vorgänge zustande kommt.

Schon in der nächsten Sekunde kann über den gleichen Weg die umgekehrte Leistung, das Strecken des Armes, wieder ausgeführt werden. Die eben – nur sehr primitiv – geschilderten Bewegungsabläufe können durch den Willen oder eine unwillkürliche reflektorische Schaltung (Schmerz) gebremst, geändert, abgebrochen werden; gelegentlich ist auch fremder Widerstand zu überwinden oder eine Stellung zu fixieren. Die Funktion der Muskeln hängt vom Leistungsgleichgewicht ab, das durch den Wechsel von Spannung und Entspannung zustande kommt. Denn sowohl ununterbrochene Verkürzungsspannung als auch dauernde Spannungslosigkeit in den Muskeln verändern deren biochemische Verhältnisse schnell und im ungünstigen Sinn. Die Folge davon sind schmerzhafte Verkrampfungen oder Substanzverlust. Auch büßen Sehnen und Gelenkkapseln ihre

Gleitfähigkeit ein, die Fasern und Fibrillen des Muskels verkleben. Der davon betroffene Muskel entartet und wird untauglich für die normale Leistung, die ihm zukommt. Relativ schnell kann auf diese Weise eine Bewegung für immer verlorengehen.

Daraus läßt sich folgern: *Nur die aktive Bewegung* und der damit gesicherte Spannungswechsel, der auch Ernährung und Entschlackung besorgt, *können einen Muskel arbeitsfähig erhalten. Einwirkungen von außen,* wie passives Bewegen, Massage usw., sind dazu *allein keinesfalls imstande.*

Die nun folgenden Ratschläge sind zusammengestellt als Anleitung für die praktische Durchführung der vielen Aufgaben in der Praxis.

Eine gebrechliche alte Dame äußerte einmal einer Altenpflegerin gegenüber: »Sie meinen es gut, und trotzdem bekümmert es mich zutiefst, wenn Sie sagen: ›Lassen Sie das doch; das ist nicht gut für Sie, das dürfen Sie nicht tun; so warten Sie doch.‹ Aus jedem Satz höre ich heraus: Sieh doch endlich ein, daß du nicht mehr kannst.«

Dieser Kummer konnte beseitigt werden; die Pflegerin sagte von nun an: »Lassen Sie nur, dazu bin ich ja hier; an Ihrer Stelle würde ich das anderen überlassen; das würde gern Schwester X für Sie erledigen; einen Augenblick noch, gleich bin ich soweit.«

Vielleicht sollte man überlegen, ob nicht manche unerklärliche Spannung oder Depression auf ähnliche Weise zu lösen wäre. Im Umgang mit alten Menschen kommt dem gesprochenen Wort eine recht wesentliche Bedeutung zu. Es ist notwendig, einmal jene oft gedankenlos ausgesprochenen, durch den Alltagsgebrauch fast automatisch verwandten Redensarten, wie z. B. »Das wird schon wieder«; »das tut doch gar nicht weh«; »Sie müssen halt mehr Geduld haben« usw., kritisch zu prüfen und dann die allzu häufigen, gewohnheitsmäßigen, nichtssagenden Floskeln durch ein gutes Gespräch und die Beantwortung offener Fragen zu ersetzen.

Es ist wichtig, den alten Menschen so anzunehmen, wie er ist, mit allem, was er liebt, hofft, fürchtet. Der bekannte Einwand: »Woher die Zeit dafür nehmen?« – ist bei ehrlicher Überlegung nur ein *Vorwand.* Denn nicht auf die Dauer eines Gesprächs kommt es an, sondern auf die Zuwendung, auf *Geduld und Hingabe.*

≡ Einleitung

Der praktische Teil zum Thema »Bewegungsförderung durch Aktivpflege« bringt sowohl theoretische Überlegungen zu altersgemäßen Krankheitszuständen als auch rein praktische Ratschläge, pflegerische Hinweise und Übungsprogramme.

Es ist wünschenswert, daß die Vorschläge, die für bestimmte Situationen zugeordnet wurden, vielfache Verwendung finden, d. h., daß die im Text auf bestimmte Fälle bezogenen Ratschläge auch anderweitig nützlich werden. Auch der noch selbständige ältere und alte Mensch – ob zu Hause oder im Wohnheim – braucht gelegentlich Hilfe, die einer »Behandlung« nahekommt. Eine Behandlung ist gewöhnlich ärztlich verordnet und wird von einer entsprechend geschulten Person ausgeführt. Oft ist aber »Soforthilfe« notwendig, die von einer geschulten Pflegerin ohne weiteres geleistet werden kann. Bei den im folgenden beschriebenen einfachen Hilfsmitteln handelt es sich durchweg um äußere Anwendungen, die sich hauptsächlich auf Störungen am Bewegungsapparat beziehen. Es sind dies im wesentlichen Anleitungen zur Körper- bzw- Extremitätenlagerung und zu aktiver Bewegung.

≡ Vorbeugung

Am Anfang steht immer die Prophylaxe, die zwar nur selten eine altersbedingte Veränderung verhüten, aber von Fall zu Fall verzögern und in ihrer Auswirkung mildern kann. Es gibt eine Reihe von Bewegungsübungen, die sich besonders gut hierfür eignen.

Es gibt viele Senioren, die regelmäßig in diesem Sinne an sich arbeiten. Nicht immer sind ihre Maßnahmen in unserem Sinne, doch ist nichs gegen sie einzuwenden, solange sie keine nachteiligen Folgen zeigen. Denjenigen alten Menschen, die sich nicht im Sinne einer solchen Prophylaxe betätigen, muß man Übungsmöglichkeiten anbieten und erklären, warum ein Selbsttraining wichtig ist und welchen Nutzen es bringt.

Die folgenden Beispiele eignen sich für ein Programm, das wir nennen können: »Fit für den Tag – durch fünf Minuten Morgengymnastik«, und zwar schon vor dem endgültigen Aufstehen und Anziehen.

—   *Vorschlag I:*

Gute Durchblutung der Arme und Beine über den ganzen Tag hin. –
Im Bett die gestreckten Beine nahe nebeneinander, die Arme und Hände
neben den Körper legen.

1. Übung:
a) Kniekehlen kräftig auf die Unterlage drücken;
b) Spannung wieder lösen – erst jedes Bein einzeln arbeiten lassen, dann beide miteinander.

2. Übung:
a) Die Ellenbogen ganz strecken, die Handflächen mit gespreizten
Fingern fest auf die Unterlage drücken,
b) alles wieder lockern.

3. Übung:
a) Die linke Ferse so nahe wie möglich an die Innenseite des rechten Knies stellen – bis zehn zählen;
b) Bein wieder strecken und hinlegen. Dasselbe dann rechts, beides immer einige Male abwechselnd.

4. Übung:
Beine in Mittelstellung bringen, d.h., sie etwas auseinanderlegen
und die Fußspitzen nach oben richten.
a) Gleichzeitig: die Großzehenspitzen zusammenbringen – die
Fersen auseinanderdrücken; wieder zurück in die Mittelstellung;
b) die kleinen Zehen und die Fußaußenränder der Unterlage nähern, gleichzeitig die Fersen zusammenführen und dann wieder
Mittelstellung einnehmen.
a) und b) einige Male abwechselnd ausführen.

5. Übung:
Handballen fest auf die Unterlage drücken, zugleich aber
a) Finger kräftig strecken und ihre Spitzen nach oben drücken;
b) Finger wieder fallenlassen. – Erst üben linke und rechte Hand
abwechselnd, dann beide zugleich.

6. Übung:
a) In der Luft die Hände derart bewegen, als wolle man sie waschen;
b) dann mit den Vorfüßen die gleiche Bewegung ausführen, die
Fersen bleiben jedoch liegen. – Beides nur kurze Zeit üben.

Zum Schluß: Ein paarmal lange aus-, kürzer einatmen.

Vorschlag II:

Die vom nächtlichen Liegen etwas steifgewordene Wirbelsäule und auch alle Gelenke sollen bewegt werden, ehe sie in der Senkrechten die Körperlast übernehmen müssen. – Noch im Bett liegend:

1. Übung:
Die Beine nebeneinander legen,
a) das linke Bein fußwärts stark strecken und solange als möglich ziehen, dabei Kniekehlen auf die Unterlage drücken.
b) Darauf achten: wenn ein Bein arbeitet, muß das andere ganz entspannen.
a) und b) abwechselnd ausführen.

2. Übung:
Die Arme neben den Körper legen,
a) mit der linken Hand – über den Brustkorb hinweg – an die rechte seitliche Bettkante greifen und ihr nachsehen.
b) Arm und Hand zurücklegen, Blick geradeaus.
c) Dann mit der rechten Hand – gegengleich – dasselbe üben.

3. Übung:
Zunächst liegen beide Arme neben dem Körper.
a) Einen Arm nach oben auf das Kissen legen, neben den Kopf. Der andere bleibt unten.
b) Dann jeden der Arme und die Hände bis zu den Fingerspitzen möglichst lang ausstrecken; also einen nach oben, den anderen nach unten ziehen.
c) Beide Arme lockern,
d) das Ganze mit umgekehrter Armhaltung wiederholen.
Aus- und Einatmen nicht vergessen!

4. Übung:
Die Unterarme und Hände über der Brust aufeinanderlegen.
a) Ohne sie voneinander zu lösen, abwechselnd mit je einem Ellenbogen links und rechts seitlich die Unterlage berühren, und zwar möglichst nahe an der seitlichen Bettkante.
b) Arme auseinandernehmen – Pause.
c) Das Ganze wiederholen.

5. Übung:
Gleiche Armhaltung wie bei Übung 4.
a) Aus dieser Haltung die Arme über den Kopf heben und oberhalb auf die Unterlage legen; den ganzen Körper samt Beinen strecken, den Rücken hochwölben.

b) Rücken lockern, entspannen, Arme herunternehmen und ausstrecken.

c) Arme in die Anfangshaltung, so belassen, und den Oberkörper aufrichten, dann die Arme auf die Oberschenkel legen und kniewärts schieben, dabei Rücken runden und Kopf einziehen.

b) Zurück zur flachen Lage, Arme nach unten; jede Bewegung zwei- bis dreimal wiederholen.

6. Übung:

Arme gelockert seitlich vom Körper lagern. Beide Knie anziehen, Fußsohlen nebeneinander aufstellen.

a) Ohne diese Stellung wesentlich zu verändern: Knie nach links umsinken lassen

b) aufrichten, dann

c) nach rechts umsinken lassen

d) aufrichten. – Beides einige Male wiederholen, dann Beine wieder flach ausstrecken.

Auch an die Atmung denken!

— *Vorschlag III:*

Man schont Wirbelsäule und Gelenke, wenn man den Übergang vom Liegen zum Aufstehen nicht schnell und schroff, sondern langsam ausführt.

1. Übung:

Am Bettrand sitzen, Hände im Schoß, Füße am Boden aufstellen; nun ein paarmal aus- und einatmen.

2. Übung:

Am Bettrand sitzen, Hände rückwärts aufstützen:

a) den Rücken aufrichten, Kopf (= Scheitel!) anheben, Schultern zurücknehmen,

b) sich zusammensinken lassen, Kopf senken, dabei besonders lange ausatmen.

3. Übung: »Schaukeln«.

Das Körpergewicht wird mehrmals von einer Sitzhälfte auf die andere verlagert, ohne dabei die Fußsohlen vom Boden zu lösen. Hände nicht aufstützen, sondern die Arme zum Balancieren mit anheben.

4. Übung:

Beide Hände locker verschränkt in den Schoß legen. Von da aus diese

a) neben die linke Hüfte legen, dann
b) mit Schwung neben die rechte Hüfte, wieder neben die linke, und mit dem Blick den Händen folgen. – Wechsel ein paarmal wiederholen.

5. Übung:

Aufgerichtet sitzen, Kopf erhoben. Je eine Hand auf ein Knie legen und die Schultern kreisen; einige Male von vorn nach hinten, dann umgekehrt. Haltung lockern, Hände lösen.

6. Übung:

Aufrecht sitzen, Füße fest am Boden. Abwechselnd je eine Hand zur Faust ballen und

a) kräftig nach oben »stemmen«, ihr nachsehen, dann
b) Arme senken, Faust öffnen, Rücken lockern.

Die eben angegebene Übungsgruppe ist auch als »Wiedereinschlafmittel« nach nächtlicher Schlafunterbrechung zu empfehlen. Statt längerem Wachliegen:

Aufstehen – mit ein paar tiefen Atemzügen frische Luft einatmen – einige Übungen ausführen, sich wieder hinlegen.

Der dann folgende Schlaf ist besonders erholsam.

— *Vorschlag IV:*

Dieser ist gut geeignet, um nach der Nachtruhe den Kreislauf an die aufrechte Haltung anzupassen.

Für diese Übungsgruppe sitzt man auf einem normalen Stuhl mit Rückenlehne, möglichst in der Nähe eines wenigstens spaltbreit geöffneten Fensters. Füße fest am Boden aufstellen; zu Beginn einige Male die verbrauchte Luft intensiv auspusten – dann normal weiteratmen.

1. Übung:

Rücken an der Lehne, Hände frei über den Knien halten, dabei Finger nach vorn ausgestreckt, Daumen nach oben.

a) Finger und Daumen ganz fest zur Faust ballen, dann
b) alle Finger vorstrecken und spreizen,
c) Hände locker auf die Knie legen. – Diesen Wechsel ein paarmal in raschem Tempo wiederholen!

2. Übung:
Unangelehnt sitzen, die Arme locker neben dem Körper hängen-lassen. Wechselseitige Pendelbewegungen vor und zurück, dabei bis 15 zählen. Ausruhen. Das Ganze wiederholen.

3. Übung:
Nicht anlehnen, Hände im Schoß. Mit den Füßen leicht trampeln. Dabei zwar die Knie nur wenig anheben, aber immer wieder die *ganzen* Fußsohlen am Boden aufsetzen. Übung höchstens 20mal wiederholen.

4. Übung:
Wieder anlehnen, die Unterarme vorn aufeinanderlegen. In dieser Haltung
a) die *Schulterblätter* von der Lehne *entfernen*, dann wieder anle-gen.
b) Das *Kreuz* an die Lehne *andrücken* und wieder lösen.
Beides ein paarmal wiederholen, einige Male aus- und einatmen, dabei Ausatmung betonen.

5. Übung:
Abstand von der Lehne.
a) Mit den Fingern beider Hände an die linke hintere Stuhlsitzek-ke fassen,
b) von dort aus mit Schwung an die rechte hintere Ecke fassen.
Diesen Wechsel einige Male wiederholen, dann Hände in den Schoß und ausruhen.

Wichtig: Immer die Augen der Bewegung folgen lassen!

Gute Haltung auch im Alter

Die negativen Folgen des vielen Sitzens, in den späteren Jahren häufig auf ungünstigen Sesseln, wurde schon besprochen. Als vorbeugende Maßnahme ist zu empfehlen, längeres Sitzen regelmäßig durch Bewegun-gen zu unterbrechen, z. B. indem man mit etwas vergrößerten Schritten im Raum hin und her geht. Noch wirksamer ist allerdings, gelegentlich ein paar Übungen aus dem hier folgenden Programm einzuschalten. Wir bezeichnen dies: »Gute Haltung auch im Alter«.

Dieses Vorhaben läßt sich durch häufige bewußte Selbstkontrolle der ganzen Figur einleiten; am besten vor einem entsprechend großen Spiegel, möglichst im Stehen und Gehen. Dabei entwickelt sich wieder das sog. Haltungsgefühl, ohne das eine Haltungsverbesserung kaum gelingen kann. Das folgende Programm ist empfehlenswert. (Für ungeübte, sehr alte Interessenten allerdings mit einigem Vorbehalt.)

—   *Vorschlag I:*

Ausgangsstellung ist Rückenlage auf festem Untergrund; unter dem Kopf ein kleines Kissen, damit das Kinn dem Hals angelegt werden kann. Die Knie anziehen, die Fußsohlen aufstellen.

Übung: Erst mit dem einen, dann mit dem anderen, schließlich mit beiden Armen versuchen, sie neben den Kopf zu legen und mit den Händen die Unterlage zu berühren. Arme wieder herunternehmen.

—   *Vorschlag II:*

Für diese Übung braucht man ein zum Streifen gefaltetes Zeitungsblatt; ein dünnes Buch oder eine Papprolle (Küchenkrepp!). Als Ausgangsstellung auf der vorderen Hälfte eines einfachen Stuhles mit Lehne sitzen. Blick geradeaus, Zeitung oder ähnliches quer auf den Scheitel legen, Hände in den Schoß.

Es kommt darauf an, daß der Gegenstand bei den folgenden Bewegungen auf dem Kopf *liegenbleibt.*

Bewegung a): Rücken an die Lehne drücken und von ihr entfernen; je ca. 5mal.

Bewegung b): je 3–4mal nach links – zur Mitte, nach rechts – zur Mitte schauen; dann den Gegenstand wieder vom Kopf nehmen.

Bewegung c): Wieder mit belastetem Kopf, Hände ziemlich weit nach vorne nehmen und 5–6mal klatschen, ohne die Last abzuwerfen.

Bewegung d): Mehrere Male mit je einer Ferse vor dem gleichseitigen Stuhlbein auf den Boden stampfen, aber Kopflast nicht abwerfen.

—— *Vorschlag III:*

Zunächst angelehnt auf einfachem Stuhl an einem Tisch sitzen. Die Knie sollen sich ungefähr unterhalb der Tischkante befinden. Die Unterarme vor der Brust erst aufeinander und dann nebeneinander auf den Tisch legen.

Bewegung a) Einige Male im Wechsel: Stirn auf die Arme legen – dann Kopf heben, geradeaus über den Tisch schauen.

Bewegung b) Arme vom Tisch aus hochführen bis über den Kopf: Außerdem den Rücken von der Lehne lösen. Arme ab, normale Sitzhaltung.

—— *Vorschlag IV:*

Zu dieser Übung braucht man einen normal großen Schirm oder Gehstock. Mit diesem in Händen auf der vorderen Hälfte eines Stuhles sitzen.

Bewegung: Nun versucht man, mit beiden Händen den Schirm oder Stock hinter dem Rücken, also entlang der Wirbelsäule, senkrecht am Stuhlsitz aufzustellen. Eine Hand hält ihn dann unten, dicht am Gesäß, die andere oben über dem Kopf. Stock dann wieder abnehmen. Sollte das Aufstellen wiederholt werden, dann möglichst mit umgekehrter Handhaltung.

—— *Vorschlag V:*

Vor einer Wand auf einem Stuhl sitzen, aber so weit von ihr entfernt, daß die geschlossenen Knie noch ausreichend Platz haben. Beide Handflächen möglichst weit oben und mehr als schulterbreit auseinander an die Wand anlegen.

Bewegung: Oberkörper nach vorn durchhängen lassen und ihn unter leichtem Wippen der Wand nähern. Dann Hände wieder heruntergleiten lassen, ausruhen.

Bei jeder dieser Übungen sollen die Teilnehmer erkennen, wie ermutigend es ist, wenn sie gelingen. Dann macht Üben Spaß!

≡ Schmerz und Steife im Schultergelenk

Wenn bei einem älteren Menschen *plötzlich heftige* Schulter-schmerzen auftreten, muß die Pflegerin zunächst grundsätzlich klären:

1. Ob etwa kurz vorher Sturz, Schlag, Stoß oder gewaltsame Bewe-gung auf die Schulter eingewirkt haben.
2. Ob der Arzt Veränderungen an der Halswirbelsäule (HWS) fest-stellte oder organische Störungen diagnostizierte, die ihrerseits Schmerzen verursachen können und ein rasches ärztliches Ein-greifen erfordern.

Eine Klärung dieser Fragen muß rasch durchgeführt werden, denn je früher *unsere* pflegerischen Maßnahmen einsetzen können, desto besser ist der zu erwartende Erfolg. Neben solchen akuten werden uns auch »Lang-zeit-Schulterschmerzen«, d. h. solche, die sich schnell bessern, aber immer wieder auftreten, begegnen. Die Ätiologie des Schulterschmerzes ist in vie-len Fällen nicht befriedigend geklärt; oft spielen Untätigkeit und zuviel Schonung eine größere Rolle als die meistens vermutete Überanstrengung.

In manchen Fällen konzentrieren sich die Schmerzen auf die Schul-ter selbst, oft strahlen sie auch in den Arm aus. Häufig wird geklagt, daß die Schmerzen auch nachts nicht schwinden, sondern sich gegen Morgen sogar steigern. Ob die Gebrauchsfähigkeit erhalten bleibt oder abnimmt, hängt zu einem Teil vom Verhalten des Patienten, zum anderen von unserer Versor-gung ab. Wenn diese nur aus Wärmeanwendung, Einreiben, Stillegen des Armes (in der Mitella), also aus rein passiven Maßnahmen, besteht, dann kann sie das angestrebte Ziel nie erreichen. Denn dieses heißt nicht nur Schmerzen mindern, sondern auch Schultergelenk beweglich und Muskel-kraft an Arm und Hand funktionsfähig erhalten. Deshalb ist auch aktives Üben nötig, um innerliche Verklebungen und äußerlichen Weichteil-schwund zu verhüten – denn beides würde die spätere Beweglichkeit erheb-lich bedrohen. Es gelingt selten, nachträglich solche Steifen vollständig wieder zu lösen, außerdem sind solche Manipulationen äußerst schmerz-haft.

Bei altersbedingten »akuten Schulterbeschwerden« ist als Soforth-ilfe die stundenweise Lagerung des Armes angezeigt, denn sie bringt Kno-chen-, Kapsel-, Sehnen-, Bandapparat und Muskeln in eine günstige Stel-lung zueinander, vermindert so den Reizzustand im Gelenk, entlastet Bän-der und Muskeln und mildert den Schmerz.

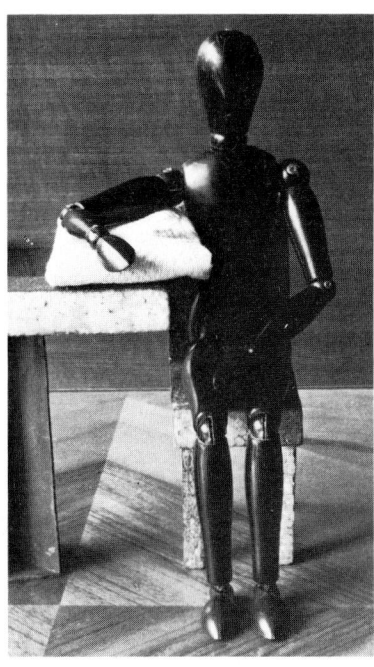

Abb. 6
Lagerung, die das schmerzende
Schultergelenk entlastet und eine
Bewegungseinschränkung verhütet.

Lagerung

Der Patient sitzt bequem auf einem Stuhl am Tisch, die Körperflanke an der Tischkante angelehnt, auf der gepolsterten Tischplatte liegt, auf halbem Weg zwischen »seitwärts« und »vorn«, der Oberarm, im Ellenbogen angebeugt der Unterarm samt Hand. Der ganze Arm kann mit einem erprobten Mittel eingerieben und von oben bis unten mittels Wollschal, leichter Decke o. ä. eingepackt werden.

Die notwendige aktive Arbeit besteht darin, daß der so Gelagerte selbständig und ziemlich oft die Finger abwechselnd faustet – spreizt – streckt – lockert, von Zeit zu Zeit den Arm im Ellenbogengelenk ganz ausstreckt und wieder beugt, soweit es möglich ist. Vorsichtig muß ein paarmal auch der Oberarm samt Ellenbogen (aber ohne Hand) mit eigener Kraft von der Unterlage abgehoben und wieder aufgelegt werden.

Mindestens 45 Minuten bis maximal 2 Stunden kann der Arm in dieser Lagerung verbleiben, dann führt ihn die Pflegerin – evtl. unter Mithilfe der gesunden Patientenhand – in den Schoß des Patienten und bringt ihn

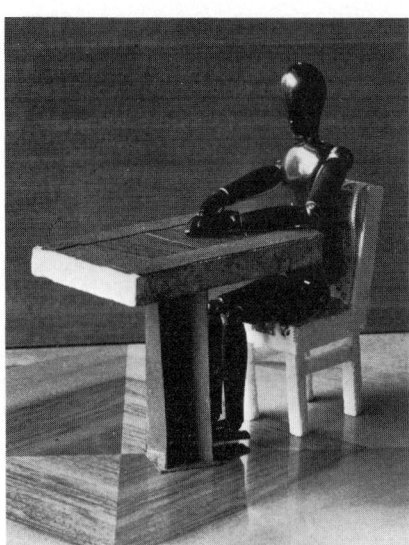

Abb. 7
Richtige Ausgangsstellung für
Schulter-Hand-Finger-Übungen.

schließlich zum Hängen. Während der Zeit bis zur nächsten Lagerung – ca. 1 Stunde – sollte der Arm selbsttätig immer wieder ein wenig pendeln und schwingen. Später füllen aktive Übungen diese Zeitspanne aus. Wichtig ist, diesen Vorgang – allerdings mit ansteigender Leistung – auch im Zustand der Besserung noch regelmäßig und nach der Wiederherstellung gelegentlich auszuführen. Damit beugt man vielleicht einer Wiederholung des Schmerzanfalls vor.

Das folgende Übungsprogramm ist in langen Jahren erprobt. Es besteht aus *bekannten Gebrauchsbewegungen*, die deshalb gleich zügig ausgeführt und im Alltag bald wieder praktisch angewandt werden können. Übrigens eignen sich die folgenden, im Sitzen ausführbaren »Übungen« auch als »Gymnastik« für die Pflegestation; entweder in kleiner Gruppe oder paarweise, evtl. sogar im Wettbewerb.

Das Programm ist sowohl für die akut Erkrankten als auch für diejenigen geeignet, deren Schulter- und Armbeweglichkeit nachgelassen hat, wodurch die alltäglichen Handgriffe oft erschwert werden.

Ausgangsstellung für diese Übungsarbeit ist immer: Sitzen am Tisch auf einem Stuhl mit Lehne. Das Höhenverhältnis ist richtig, wenn beide Ellenbogen, Unterarme und Hände bequem auf der Platte aufliegen. Gute vorherige Durchwärmung ist vorteilhaft.

Bei *Übungsbeginn* arbeiten immer beide Hände gemeinsam, evtl. liegt anfangs die kranke Hand auf der gesunden und wird von dieser mitbewegt.

— *Bewegungen (im Sitzen):*

Mit Staubtuch oder Bürste den Tisch »säubern«, mit Strichen, die 1. vor und zurück, 2. nach rechts und nach links, 3. diagonal, 4. in Wellenlinien, 5. im Zickzack und 6. in Kreisen und Spiralen verlaufen.

Mit einem Schneiderinnen-Maßband Breite und Länge der Tischplatte, deren Diagonalen und die Gesamtlänge aller Tischkanten »nachmessen«.

Auf der Tischplatte markiert man mit Kreide verschiedene Punkte. Auf diese wird vom Schoß aus anfangs ein Sandsack, später ein mehr oder weniger gefülltes Zwei-Henkel-Gefäß gesetzt bzw. versetzt.

Im Sitzen mit einem Bügeleisen (kalt) ein Tuch »plätten«. Einen Schirm oder Stock senkrecht auf die Tischplatte »stellen«; erst die eine Hand oben, die andere unten, dann umgekehrt. Mit diesem »umrühren«, ihn parallel zur Stirn, quer in den Nacken und über den Scheitel heben.

— *Nun im Stehen:*

Ein klein zusammengelegtes Tischtuch entfalten, auf dem Tisch ausbreiten, glattstreichen. Dann dieses abnehmen und wieder in die Falten legen.

Ein Kopfkissen auf den Tisch legen; es klopfen, schütteln; den Bezug abnehmen und wieder aufziehen.

Erst ein leeres, dann ein leicht belastetes Tablett mit beiden Händen herbeiholen und abwechselnd der Länge nach und quer auf den Tisch stellen; wieder anheben und abtragen.

Eine lange elastische Binde sich selbst um die Taille wickeln und wieder abnehmen.

Mit einem Handtuch, das in beiden oder einer Hand gehalten wird, liegende »Achter« schwingen.

Aus diesen Beispielen lassen sich noch viele andere entwickeln, und außerdem können einige Übungen auch in der Gruppen-Gymnastik Anwendung finden. Wichtig ist, besonders für Ältere, daß der Übende seinen Erfolg und seine Fortschritte kontrollieren kann.

≡ Kalte Hände und steife Finger

Gicht, Rheuma, Arthritis u. a. können zwar dieses häufige Altersübel verschlimmern – alleinige Ursache sind sie aber nie. Deshalb sollte man diesen Zustand nicht einfach hinnehmen, sondern mindestens versuchen, ihn zu verbessern. Das ist in jedem Fall möglich und kann keinesfalls schaden. Mit zunehmendem Alter werden die vom Zentrum am weitesten entfernten Zonen unseres Körpers, u. a. also die Hände und Finger, nicht mehr so ausgiebig durchblutet wie in der Jugend. Dazu kommt die zunehmende Bewegungsarmut der alten Leute. Ohne aktive Bewegung kommt keine ausreichende Gewebsdurchblutung, ohne Blutversorgung aber auch keine Wärme zustande. Weder Fell-Handschuhe noch Wärmeflasche, weder warm Baden noch Einreibung *allein* können anhaltende Wärme erzeugen.

Steifigkeit und Kraftmangel an Fingern und Hand stellen zweifellos für den Alters-Alltag eine Behinderung dar, die u. U. sogar zur Gefahr werden kann. Denn für Aus- und Anziehen, Essen, Trinken wie für wirkungsvolle Benutzung von Gehstock und Geländer sind Kraft und Greifgefühl vonnöten. Auch im Umgang mit Geld, Schreibzeug, Schlüssel, Uhr, Telefon u. a. ist man auf die Brauchbarkeit der Hände und Finger angewiesen. Regelmäßiges Üben in Form von besonders eifriger und vielseitiger Nutzung der Hände und Finger im Alltagsgebrauch oder bei handarbeitlicher Beschäftigung und – zusätzlich – ein gezieltes Training helfen sicher gegen Steifigkeit und Mangeldurchblutung und beleben zudem den alten Menschen ganz allgemein.

Programm für selbständiges Training von Händen und Fingern:

Ausgangsstellung für die Übungen 1–8 ist Sitzen am Tisch.

1. Außenkanten der Hände auflegen, alle Fingerspitzen aneinanderlegen, diese der Hohlhand zubiegen und wieder strecken, beides mehrmals wiederholen.
2. Mit den beiden Händen gemeinsam ein Zeitungsblatt zerreißen, die einzelnen Fetzen zu Knäueln ballen, diese wieder öffnen, Papierstücke auf der Tischplatte glattstreichen und aufeinanderlegen. – Evtl. mit mehreren Personen das Ganze in Form eines Geschwindigkeits-Wettbewerbes üben.

3. Hände über der Tischplatte: Wechsel zwischen Faustschluß und Fingerstrecken. Dabei a) Handflächen einander zuwenden. b) diese nach unten richten. Beides je 10mal üben und zwar ziemlich rasch.

4. Erst Fäustlinge, dann reichlich große Fingerhandschuhe mehrmals hintereinander aus- und anziehen. Übung erst im Schoß, dann über der Tischplatte ausführen.

5. Hände mit den Außenkanten auf die Tischplatte legen, dann die gestreckten Finger ineinander verschränken. Dabei »Daumendrehen« nach beiden Richtungen.

6. Eine Handfläche auf den Tisch legen, mit der anderen Hand eine Kleiderbürste fassen und damit die liegende kräftig von den Fingerspitzen bis zum Unterarm hin- und herbürsten.

7. Einen sog. Tennisring mit beiden Händen zugleich von der Mitte des Tisches aufnehmen. Diesen vor die Brust – an die Nase – an jedes Ohr – auf den Scheitel – an je eine Schulter führen. Dazwischen jedesmal mit dem Ring die Tischplatte berühren.

8. Im Schoß, dann über dem Tisch, schließlich frei in Augenhöhe einen Topfreiber aus Plastikmaterial zwischen beiden Handflächen reiben und mit allen Fingern »kneten«.

9. Eine Minute lang Bewegung des »Händewaschens« ausführen. Dann mindestens ebensolang, mit einem Handtuch, diese Hände »trockenreiben«.

10. Wäscheklammern mit der linken und rechten Hand allein oder mit beiden gleichzeitig an die Ränder eines Kartons zwicken und wieder abnehmen.

11. Drei dicke Schnüre o.ä., je 60–80 cm lang, an einem Ende zum Knoten schlingen und diesen an Stuhllehnen, Türklinke oder anderem (Bettgalgen) befestigen. Aus diesen einen Zopf flechten und ihn wieder auflösen.

12. Einen leichten oder dickeren Schal mehrmals verknoten, auch zwei oder drei Schals aneinanderknoten und die Knoten wieder lösen.

Weitere Möglichkeiten: Mit jeder Hand Telefon-Hörer abnehmen – auflegen – Wählscheibe drehen, dann das letztere auch mit einem Bleistift. Die Benutzung von Tür- und Fenstergriffen, von Wasserhahn und anderem mehrmals hintereinander korrekt üben.

Papprollen (Küchenkrepp) mit einer und mit beiden Händen quer über die Tischfläche rollen, in der Luft senkrecht zwischen beiden Handflächen reiben, hochwerfen und fangen.

In erwärmtem Sand, der in eine Schüssel gegeben wurde, mit beiden Händen oder auch einzelnen Fingern Linien ziehen, graben, ihn häufeln, glattstreichen, schöpfen – rieseln lassen und umrühren.

Alle hier angeführten Übungen eignen sich auch gut für das Üben nach einem Handgelenksbruch und sind auch auf der Pflegestation zu nützlichem Zeitvertreib verwendbar.

≡ Gelenkserkrankungen

Unter den vielen Klagen der alten Leute ist wohl die häufigste die über das Rheuma. Wir wissen heute, daß Rheumatismus nicht eine Krankheit im eigentlichen Sinne benennt, sondern als Sammelname für alle chronischen Schäden am Bewegungsapparat zu verstehen ist; ganz gleich ob diese Wirbelsäule, Gelenke, Muskeln, Sehnen, Bänder oder Bindegewebe befallen haben. Wichtig ist jedoch zu unterscheiden, daß es entzündliche Formen, z. B. die Polyarthritis, oder degenerative, z. B. die Arthrose, gibt. Bei der letzteren handelt es sich vorwiegend um Abnützungsfolgen. Die Behandlung für beide Formen ordnet ausschließlich der Arzt an, für evtl. notwendige Physiotherapie stehen ihm ausgebildete Fachkräfte zur Verfügung. Ein *alter* von Arthrose befallener Mensch ist aber fast immer auch auf pflegerische Betreuung angewiesen, die ihm hilft, die funktionellen Folgen der Erkrankung zu überwinden. Um sich stets richtig verhalten zu können, muß die Pflegerin aber in jedem Fall wissen, welche der beiden Erkrankungsformen sie vor sich hat und wird vom behandelnden Arzt die genaue Diagnose erbitten. Denn für die entzündliche Erkrankung sind Ruhe und Schonung ein wichtiges Gebot – bei der Arthrose ist beides weder notwendig noch heilsam. Vielmehr hält mäßig normaler Gebrauch der Gelenke und Muskeln, wie er sich im Alltagsbedarf ergibt, hier das befallene Gelenk intakt, während betonte Ruhe und Schonung verursachen, daß Kapsel, Sehnen, Bindegewebe schrumpfen, der Knorpel degeneriert, die Muskulatur erschlafft und kraftlos wird. Der gute Rat, sich durch Betätigung beweglich zu erhalten, widerstrebt jedoch den alten Leuten, sie befolgen ihn nicht, weil sie dabei ihre Schmerzen heftiger verspüren als in Ruhe. Das ist zu Beginn der Erkrankung der Fall. Eher neigen viele von ihnen dazu, *sämtliche* Gelenke zu schonen, in der Annahme, sie dadurch vor Abnutzung zu bewahren. Dieser Zustand der Bewegungsangst ließe sich durch Teilnahme am Gruppenturnen am besten überwinden; der Alte stimmt aber auch diesem Vorschlag nicht ohne weiteres zu. Ihn schließlich doch dahin zu bringen, ist eine der vielen Aufgaben dieser Art. Manchmal ist dagegen notwendig, aber ebenso schwer, einen Gealterten von besonderen »Jetzterst-recht-Leistungen« abzubringen oder altgewohnte, aber nun schädliche Gewohnheiten abzustellen. Daß z. B. zahlreiche Kniebeugen hintereinander einem arthrotischen Knie schaden müssen, wollen viele nicht einsehen. Entlastet würden die Kniegelenke dagegen durch lockeres Pendeln der Unterschenkel von einem erhöhten Sitz aus (Tisch!). Dies fördert auch die Beweglichkeit. Empfehlenswert ist, gelegentlich auf der kranken Seite einen Stock zu benutzen, um zu verhüten, daß beim Gehen und Stehen das Körpergewicht unwillkürlich auf das gesunde Bein verlagert wird, so daß schließlich auch dieses Schaden nimmt. Gegebenenfalls verordnet der Arzt im Rahmen seiner Behandlung eine physikalische Therapie. Diese muß dann eine Fachkraft durchführen. Die darüber hinaus verbleibende und fast ebenso wichtige Betreuung der Arthrotiker liegt in den Händen der Pflegerin. Eine wichtige Aufgabe in diesem Sinne ist es, auch mit ihren Mitteln einem Umsichgreifen der Erkrankung dadurch vorzubeugen, daß sie sowohl zunehmendes Sichgehenlassen auf der einen, wie auch das Gegenteil auf der anderen Seite zu verhindern sucht; aber den alten Leuten Bewegungsförderung im allgemeinen empfiehlt, etwa durch geeignete Gruppengymnastik. Dazu kommt als weitere Aufgabe, dort geeignete Maßnahmen zu finden und anzuwenden, wo die Arthrose Beschwerden und Schmerzen verursacht. Erfahrungsgemäß wirkt sich mäßig feuchte Wärme an arthrotischen Gelenken günstiger aus als trockenes Überhitzen. Ob diese mittels Brei-Umschlag, gekochten Kartoffeln, Heublumen, empfohlenen Packungen erzeugt wird oder einfach durch warme Wickel mit Wärmeflasche und einer Decke, dürfte im Effekt ziemlich gleichbleiben. Wichtig ist aber in jedem Fall, daß der Behandelte bei der Prozedur sowohl richtig als auch bequem gelagert ist, damit er gut entspannt, danach noch ein wenig ruht und anschließend – ehe er wieder *belastet* – seine behandelten Gelenke durch entsprechende Übungen *aktiv* bewegt.

Geeignete Übungen am so häufig betroffenen Kniegelenk sind für diesen Fall:

- Die Kniekehlen fest auf die Unterlage drücken – wieder lösen und Muskeln entspannen.
- Die Vorfüße in Richtung Schienbein soweit als möglich aufbiegen, sie wieder fallenlassen.
- Die gestreckten Beine dicht nebeneinanderlegen – wobei die Kniescheiben nach oben gerichtet sein müssen – Oberschenkelmuskeln kräftig anspannen, so daß zwischen beiden Knie-Innenseiten ein kleiner Spalt entsteht. Muskeln wieder lockern.
- In der Ausgangsstellung von Übung 3 abwechselnd ein Bein »verlängern«, indem man die Ferse nach unten wegschiebt.

– Als Übergang zum Aufstehen sitzend mit den Unterschenkeln von einem Tisch aus pendeln.

Noch ein Hinweis: Alternden, die zur Arthrose neigen und vor allem solchen, die schon unter arthrotischen Veränderungen leiden, sollte man empfehlen, das Übungsprogramm für »Vorbeugung« regelmäßig und konsequent zu absolvieren.

≡ Fußbeschwerden

»Die Füße schmerzen!« beim Gehen und Stehen, beim Sitzen und sogar nachts! Besonders beim alten Menschen ist dies eine der häufigsten Klagen. Leider gibt es für Arzt und Pfleger kaum Möglichkeiten, diese Beschwerden zu beseitigen, wenn Veränderungen des Fußskeletts schließlich zu Versteifungen an den Gelenken und zur Dysfunktion des Muskel-Band-Apparates geführt haben; nicht selten treten Stauungen, Schwellungen und entzündliche Vorgänge an den Füßen infolge chronischer oder akuter Allgemeinerkrankungen auf, bei denen die pflegerischen Maßnahmen eine untergeordnete Rolle spielen. Eine wichtige Maßnahme zur Linderung der Fußbeschwerden stellt die regelmäßige Fußpflege dar. Dazu gehören häufige Fuß- und Unterschenkel-Bäder mit oder ohne Zusatz, im jeweils individuell temperierten Wasser, möglichst mit nachfolgender Bettruhe. Sie fördern in jedem Fall die Durchblutung und entspannen die Gewebe. Beim älteren Menschen verhärten sich und wachsen Nägel, Hühneraugen, Hornhaut schneller als beim jungen Menschen und machen sich außerdem am hageren, fleischlosen Alters-Fuß besonders unangenehm bemerkbar. Da bei deren Selbstversorgung oft Verletzungen entstehen, die dann zu wenig Beachtung finden, führen sie nicht selten zu erheblichen Schäden allgemeiner Art. Deshalb ist häufige, *fachmännisch* durchgeführte Fußpflege zu fordern.

Oft bringt auch eine Änderung der Fußbekleidung Erleichterung. Dabei ist zu bedenken, daß ein älterer Mensch sich nur schwer von Gewohnheiten abbringen läßt. So sind z. B. Pantoffeln keine Laufschuhe, auch normale Hausschuhe werden oft ohne feste Fersenkappen und ohne Achseneinstellung der Absätze gearbeitet. Daher können sie beim Auftreten dem knöchernen Gerüst des Fußes keinen Halt geben und Weichteildehnungen besonders dann nicht verhindern, wenn das Körpergewicht erheblich ist. Der Straßenschuh mit anatomisch geformten Sohlen-, Fersen- und Absatzteilen stützt das Fußskelett, verhindert Überdehnungen am Bandapparat und führt so die Bewegung, selbst bei großer Belastung und unebenem

Boden. Die Fußgelenke wie auch die Sehnen und Bänder büßen im Alter sowohl Elastizität wie auch Stabilität ein. Deshalb verursacht häufige Veränderung der Fußstellung Beschwerden an allen empfindlichen Partien. Empfehlenswert ist daher ein gut gebauter Straßenschuh, der auch im Haus vorwiegend getragen werden sollte. Bei länger dauerndem Sitzen ist ein warmer Fußsack ideal, in dem die Zehen reichlich Platz zur Bewegung haben und das wichtige »Greifen« üben können. Damit und mit einigen anderen Fußübungen (siehe unten), lassen sich immerhin die Sprunggelenke einigermaßen elastisch erhalten, so daß nicht schon ein unvorsichtiger Tritt auf einen Stein, über eine Bordsteinkante oder in ein Loch gleich zu Verstauchung oder gar Fraktur führen. Für sehr stark veränderte Füße sind Fußübungen allerdings nutzlos. In diesem Fall ist ein Paar fachmännisch gearbeiteter Maß-Schuhe sicher die beste Lösung, um den alten Menschen gehfähig zu erhalten.

—— *Allgemein nützliche Übungen*
(selbstverständlich ohne Schuhe und Strümpfe!)

- Füße dicht nebeneinander und etwa senkrecht unter den Knien aufstellen; dann einen Fuß so auf den anderen setzen, daß die große Zehe des oberen auf die kleine Zehe des unteren zu liegen kommt. Nun Füße wieder nebeneinanderstellen, dann Übung umgekehrt ausführen.
- Füße leicht geöffnet und wieder unter die Knie stellen. Dann die großen Zehen über dem Boden in der Luft zusammenführen – Zehen wieder abstellen. Übung öfter wiederholen.
- Füße parallel zueinander, aber mit Abstand auf den Boden stellen. Dann gleichzeitig: Knie öffnen – Großzehenballen und Zehenspitzen aneinanderbringen, Fuß wieder in Normalstellung, Knie schließen.
- Eine Papprolle quer oder auch längs auf den Boden legen und die Zehen mit dieser spielen lassen.

≡ Der akut Kranke

Im Alter müssen Maßnahmen zur Rekonvaleszenz schon am 1. Tag der Erkrankung und nicht erst nach deren Ausheilung beginnen, d.h., daß der Kranke sobald als möglich das Bett verlassen soll. Die Vergangenheit hat bewiesen, daß längeres Liegen – besonders in späteren Jahren – zur Pflegebedürftigkeit führt.

Wann die Aktivierung beginnen darf, entscheidet der Arzt; doch von Anfang an ist es Sache der Pflegerin, das Wiederaufstehen vorzubereiten, weil wir wissen, daß im Alter Bewegungsfähigkeit und Muskelkraft bei andauernder Bettruhe sehr schnell abnehmen. – Wir kennen solche traurige Fälle und wissen, wieviel Zeit, psychische und physische Mühe und Anstrengung von der Pflegerin und den Patienten aufgebracht werden müssen, um die Wiederherstellung des alten Kräftezustands zu erreichen. Früher bemühte man sich oft gar nicht darum, sondern ließ den Dingen einfach ihren Lauf.

Ziel der modernen Altenpflege ist jedoch, den so gefährlichen Tiefpunkt rechtzeitig abzufangen und schon vom ersten Krankheitstage an auch die funktionelle Wiederherstellung mit allen Mitteln anzustreben.

Eine gute Chance dafür bietet uns die Lagerung des Patienten im bett. Einen Patienten »lagern« heißt, ihn für eine gewisse Dauer in eine bestimmte Lage zu bringen. Das ist eigentlich gegen die Natur, denn ihr entspricht in allen Bereichen steter Wandel und laufende Veränderung durch Bewegung. Bei vielen Erkrankungen ist eine entsprechende Lagerung des Kranken erforderlich, die, wenn sie zweckmäßig gestaltet ist, die ärztliche Therapie unterstützt. Fehlerhaftes Lagern dagegen kann ihre Wirkung herabsetzen, ihr sogar entgegenarbeiten.

Betrachten wir nun im Hinblick auf diese Forderung unsere konventionelle Lagerung des Patienten im Bett: Hochaufgebettete Kissen lagern den Kopf so, daß sich der Geradeaus-Blick zur Zimmerdecke richtet. Um, wie üblich, boden-parallel schauen zu können, muß der Liegende sein Kinn senken, der Nacken beugt sich.

Diese Haltung ist nicht nur unphysiologisch für die Hals-Wirbel-Säule (HWS); sie wirkt sich auch durch Druck oder Zug ungünstig auf die Blutgefäße aus, die das Gehirn versorgen; das kann sogar auch die Schilddrüse betreffen. Oft ist auftretende Benommenheit die Folge dieser falschen Kopflagerung. Durch das Einsinken des Oberkörpers in die Kissen werden die Schultern nach vorn gedrückt – der Brustkorb eingeengt. Beides erschwert dem Liegenden das Durchatmen, zu seinem Schaden vermeidet er also diese Anstrengung; auch die Schultergelenke versteifen in ungünstiger Stellung. Andererseits erzwingt diese Art Lagerung, daß die WS sich nach hinten rundet – wodurch der Patient Gefühl und Kraft für deren Streckung verliert und später viel Energie dafür aufwenden muß, um diese wieder zu erreichen. Da auch die Rückenmuskeln erschlaffen, unterbleibt die Wiederaufrichtung. Nicht nur die Lungen, sondern auch Magen, Darm, Leber leiden durch den verkürzten Abstand zwischen Thorax und Becken. Die

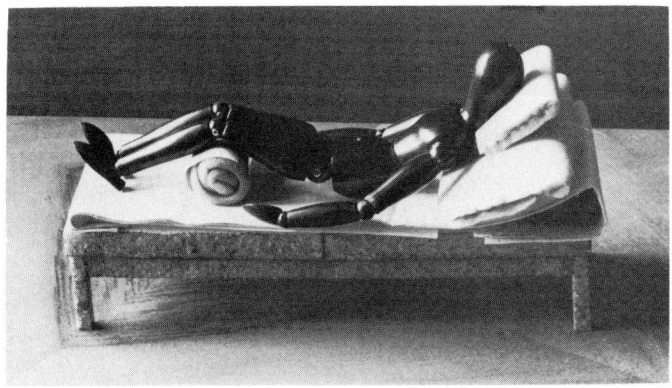

Abb. 8   Diese Lagerung üblicher Art bedroht u. a. die Wirbelsäule und die großen Gelenke
          von Hüfte und Knie. Späteres Sitzen und Gehen wird dadurch sehr erschwert.

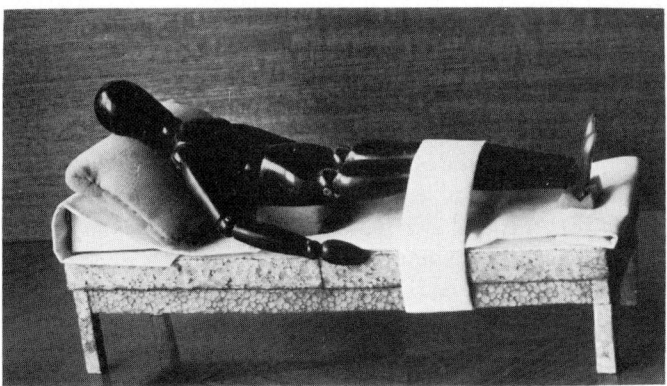

Abb. 9   Ausgleichende Lagerung kann, wenn sie, wenigstens für kurze Zeit, regelmäßig
          durchgeführt wird, Schäden verhüten.

Bauchmuskeln erschlaffen und sind für die ihnen zukommenden Leistungen kaum mehr zu aktivieren. Im umgekehrten Sinne, d. h. durch Überdehnung, schädigt solches Lagern die Gesäßmuskeln, so daß sie ihre wichtige Aufgabe, das ist die Streckung der Hüften beim Wiederaufstehen, nicht ausreichend erfüllen können. Denken wir nun noch an die Beine, so erkennen wir, daß Hüft-, Knie- und Fußgelenke dauernd in Beugestellung verbleiben und damit die Gefahr entsteht, daß die für Stehen und Gehen unbedingt notwendige Streckbarkeit verlorengeht; zudem sind die zugehörigen Streckmuskeln in dieser Lage untätig und werden so kraftlos, daß sie die maßgeblichen Gelenke in der Senkrechten nicht mehr zuverlässig fixieren können.

Zu erwähnen ist außerdem, daß sämtliche Nerven-, Venen-, Arterien-, Lymphgefäße, die den Unterschenkel und Fuß versorgen, an der Rückseite des Beines verlaufen und in der Kniekehle ganz oberflächlich liegen. Andauernde Beugehaltung der Knie und ein immerwährender Druck durch die Knierolle können sehr störende Durchströmungshemmungen erzeugen, die oft Ursache von Stauungen, kalten Füßen u. a. sind, die besonders beim alten Menschen schon nach kurzer Zeit auftreten.

Ein berühmter Arzt machte schon vor geraumer Zeit der konventionellen Lagerung zum Vorwurf:»Sie fesselt den bettlägerigen Patienten in hockender Stellung und raubt ihm − wie durch eine Zwangsjacke − alle Möglichkeiten zur Aktivität.«

Doch es wird immer Erkrankungen geben, bei denen besonders der alte Mensch längere Zeit im Bett verbringen muß und damit den geschilderten Bedrohungen ausgesetzt ist. Was ist also zu tun? Im Rahmen der modernen Aktivpflege sollte folgendes zu Geltung gebracht werden: Grundsätzlich muß eine gute und richtige Lagerung:

− den Kranken seinen besonderen Körperformen und seiner Gewohnheitshaltung entsprechend dort stützen, wo er dies nötig hat und so, wie es für ihn bequem ist. − Dieser Forderung entspricht es jedoch nicht, daß wir dem Patienten eine schematische Form der Lagerung aufzwingen.
− Auch soll die Lagerung den Patienten anregen und sogar dazu herausfordern, daß er sich von Zeit zu Zeit selbst bewegt, um seinem Bedürfnis entsprechend die Stellung von Kopf, Rumpf und Gliedmaßen zu verändern. − Die Lage darf ihn darin nicht behindern, also niemals ihn fixieren.

Nicht jeder unserer Kranken ist gewillt, die gebotene Chance zur Aktivität auch zu nutzen; dann ist es Sache der Pflegerin, ihn mehrmals am Tage umzulagern (dabei die Bauchlage nicht aussparen).»Umlagern« ist jedoch nicht als gleichbedeutend mit»Umbetten durch die Schwester« zu verstehen. Sondern als mehrfaches Umlegen von Kopf, Gliedern und auch Rumpf, das zwar die Pflegerin ausführt, aber nicht ohne Mitarbeit des Patienten.

Denn noch sind ja dem akut Kranken alle Bewegungen geläufig, und seine Muskeln folgen noch jedem Impuls. Es ist von größter Bedeutung, daß dies so bleibt, denn davon hängt zum großen Teil ein Wiederaufstehenkönnen und später die Normalisierung seines Alltags ab. Ein gewisses Training seines Bewegungsapparates und Nervensystems ist notwendig, und zwar mit folgender Begründung: Die zahllosen, aus komplizierten Einzelfunktionen zusammengesetzten Bewegungskombinationen, die wir tagtäglich ausführen – Anziehen, Essen, Gehen, Treppensteigen –, gelingen deswegen automatisch und selbstverständlich, weil ihr Ablauf bis ins kleinste, gleich dem Muster auf einer Schablone, in unsere Hirnzellen eingespeichert ist. Ruft ein entsprechender Reiz sie dort ab, funktionieren die Bewegungsketten sofort.

Werden aber solche »Muster« längere Zeit nicht abgerufen, weil die zugehörigen Aktionen im augenblicklichen Zustand nicht gebraucht werden, dann schwinden sie und müssen mühsam re-aktiviert, d. h. neu erlernt und eingeübt werden. Im Alter ist ein solcher Vorgang aber nur noch in beschränktem Umfang möglich.

≡ Bettgymnastik in Form von isometrischer Arbeit

Sogar in der Akut-Phase einer Erkrankung ist es möglich, die erwähnten Bewegungsketten zu aktivieren, und es lohnt sich immer, diese Möglichkeit zu nutzen.

Ohne den Patienten anzustrengen oder ihm gar Schmerzen zuzufügen, kann man mit ihm eine bestimmte Form von Bettgymnastik durchführen, nämlich die sog. »isometrische Arbeit«. Durch gezielten Bewegungsreiz von außen kann man jede Muskelgruppe dazu bringen, daß sie diesen mit einer Gegenspannung beantwortet, die sich sofort wieder löst, sobald der Reiz unterbleibt. Aus *physiologischen* Gründen ist es besonders wichtig, daß bei dieser Spannung die Längengleichheit der arbeitenden Muskeln erhalten bleibt (iso = gleich, metrum = Länge, iso-metrisch = gleich-lang), um den Kraftaufwand gering zu halten.

Bewegungsmechanisch gesehen kommt diese Wirkung etwa so zustande:

1. Beispiel: Eine Hand des Kranken ruht auf seiner Brust, sein Arm ist dadurch angebeugt. Wir bitten ihn, diese Stellung beizubehalten, fassen aber die Hand und machen den scheinbaren Versuch, seinen Arm zu strecken. Durch diesen Reiz wird dann zwar der Bizeps, d. h. die Beugergruppe des Oberarms, veranlaßt, gegenzuspannen, es kommt aber nicht zu einer Bewegung, sondern sofort wieder zur Entspannung, sobald unser Streckreiz aufhört. Würde dagegen jener Streckreiz, statt von unserer

Hand, von den zuständigen motorischen Nerven gesetzt, dann käme es zu einer Hin- und Rückbewegung in den Gelenken, die dem Kranken Kraft kosten, ihm vielleicht sogar Schmerzen bereiten würde.

2. Beispiel: Der Patient liegt entspannt auf dem Rücken. Wir fordern ihn auf, so zu bleiben, d. h. keine Veränderung an sich vornehmen zu lassen. Dann legen wir eine Hand, z. B. linksseitig, an sein Becken und machen den scheinbaren Versuch, es nach rechts zu verschieben bzw. umgekehrt. Wir nehmen aber unsere Hand weg, ehe dies gelingt. Druck geben – Druck lösen können sich einige Male wiederholen.

3. Beispiel: Wir fordern den entspannt Liegenden auf, keines seiner auf der Matratze ausgestreckten Beine durch uns beugen zu lassen, versuchen aber – scheinbar –, dies zu erreichen, und zwar von der Fußsohle aus.

Auswirkung dieser Arbeit: Im ersten Fall sprachen wir die Armmuskeln unseres Kranken an, im zweiten Fall die Bauchmuskeln, im dritten Fall die so wichtigen Streckmuskeln der Beine.

Führen wir konsequent ein derartiges Training durch, das von uns zwar Einfühlungsvermögen fordert, aber keine Kraft und nur wenige Minuten Zeit kostet, so erreichen wir, daß nicht nur die direkt angesprochenen Muskeln, sondern ganze Muskelgruppen aktionsfähig bleiben. Denn jeder einzelne ist ja ein Glied der großen körperumfangenden Muskelketten.

Dies können wir deutlich beobachten, wenn wir einen ruhig auf dem Rücken Liegenden auffordern, Widerstand zu leisten gegen den Versuch, mit unserer linksseitig an seinem Brustkorb angelegten Hand, diesen nach rechts zu verschieben. Dann muß er nämlich nicht nur seine thorakalen, sondern auch seine Hals-, Bauch-, Hüft- und Beinmuskeln einsetzen, was deren sichtbares Anspannen beweist.

Im Rahmen dieser Ausführungen ist es leider nicht möglich, *alle* für die isometrische Arbeit verwendbaren Übungen genau zu schildern. So muß ein Schema genügen, das 1. die Hauptangriffspunkte für unsere Hände, 2. die Ausgangsstellungen unserer Patienten nennt.

Als letztere kommen praktisch fast immer Rücken-, evtl. später auch Seitlage in Betracht.

Für unsere Hände haben wir mehr Angriffspunkte zur Wahl, nämlich: Kopf, Schultern, die Ellenbogen der gebeugten und gestreckten Arme, Handwurzeln und Finger, die Thoraxflanken, das Becken; dann die Kniegegend der in Beugung stehenden oder gestreckt gehaltenen Beine und die Vorfüße oder die Fersen.

Ist es nötig, die isometrische Arbeit über längere Zeit hin fortzusetzen, so kann man sie über folgende *Leistungsstufen* steigern:

- Der liegende Patient bewegt sich überhaupt nicht, verhindert nur, daß die Pflegerin an seiner zufälligen Lage etwas verändert.
- Die Pflegerin verändert willkürlich die Stellung von Kopf, Extremitäten oder Rumpfpartien des Liegenden und läßt diese gegen ihren Verschiebedruck unverändert beibehalten.
- Der Patient verändert seine Lage nach seinem Wunsch und behält die Position bei, ohne den Veränderungsversuchen der Pflegerin nachzugeben.
- Evtl. können – immer noch im Liegen – Patient und Pflegerin sich gegenseitig Widerstand leisten.

Grundsätzlich kommen als *Veränderungsversuche* in Frage:

- Scheinbare Streckversuche an gebeugten Gelenken, ebenso Beugeversuche an gestreckten Gelenken.
- Gebeugte oder gestreckte Glieder – falls sie am Körper anliegen – wegziehen bzw. dem Rumpf zu nähern. Beides, ohne sie anzuheben.
- Kopf, Schulter, Thorax, Becken auf der Unterlage verschieben. Bei diesen speziellen Partnerübungen kommt es ausschließlich darauf an, den Patienten zu isometrischer Spannung seiner Muskulatur anzureizen, niemals darf die Absicht aufkommen, seinen Widerstand zu überwinden.

___

Zusammenfassung

Als Ziel der isometischen Arbeit gilt, speziell im pflegerischen Bereich:

- Dem akut Erkrankten über die Zeit der Bettlägerigkeit hinweg die vorhandene Muskelkraft und Beweglichkeit für seine Rückkehr in den normalen Alltag zu erhalten;
- auch bei chronisch Kranken auf der Pflegestation von Zeit zu Zeit den Muskelapparat in eine Art Spannung zu versetzen oder diesen zu lockern, falls eine Hyperspannung besteht.

Muskeln mit Hilfe der isometrischen Arbeit in Spannung zu bringen oder sie aus Überspannung zu lösen, erzeugt körperliche Wärme, regt im allgemeinen an, überzeugt von noch vorhandener Leistungsfähigkeit und macht dem Kranken schließlich auch Freude. Im Vergleich zu den Erfolgen, die sie bringen kann, ist der pflegerische Aufwand für diese Art von »Bettgymnastik« gering. Im Rahmen der modernen Aktivpflege verdient die isometrische Arbeit einen festen Platz. Ein Ersatz für Gymnastik, wie Einzelgänger und allzu Bequeme ihn suchen, darf sie jedoch nicht werden. Denn für solche und alle anderen ist und bleibt die gemeinschaftliche altersgerechte Gymnastik, samt Bewegungsspielen, Wettbewerben und anderer vergnüglicher Abwechslung, das einzig Richtige.

Damit auch der Rekonvaleszent sich bald wieder ins Gruppenturnen einreihen kann, sind für die Zeit der fortschreitenden Erholung zunächst »die Übungen im Bett« (siehe dort) zu empfehlen. Dann, vor dem Aufstehen, die Übungsvorschläge aus Kapitel »Fußbeschwerden« und »Arthrose«.

Die Übungsgruppen III und IV aus dem Abschnitt »Vorbeugung« eignen sich für das folgende Allgemeintraining. Die Übungen 1–2–4 aus dem Kapitel »Haltung« unterstützen schließlich die Bemühungen zur Wiederherstellung der guten Körperhaltung.

Re-Aktivierung

Den alten Menschen durch eine Akut-Erkrankung hindurch bis zur Wiederherstellung und zur Wiedererlangung seiner Selbständigkeit zu geleiten, ist für die Altenpflegerin sicher eine der erfreulichsten Aufgaben. Aber es ist nur eine von vielen, die ausschließlich in ihren Bereich gehören. So obliegt es ihr auch, bei ihren Pfleglingen eine Art Prophylaxe zu betreiben, die freilich kaum im Sinne von »Verhütung« verstanden werden kann, sondern als ein Aufhalten oder, häufiger noch, als eine positive Beeinflussung, die den physischen und psychischen Abstieg eines alten Menschen verzögert, vielleicht sogar für eine Weile aufhält. Für beides trifft die Bezeichnung »Prophylaxe« zu, die hier reaktivierende Bedeutung hat. Reaktivierung wurde zu einer der wichtigsten Aktionen auf dem Gebiet der Altenpflege erklärt und zählt auch zu den dankbarsten.

Durch ihren ständigen Kontakt mit den alten Leuten kann die Pflegerin auf die gestörten Funktionen ihrer Schützlinge am besten aufmerksam werden; mit ihrem persönlichen Einfühlungsvermögen kann sie auch die Situation eines körperlich behinderten und verhaltensgestörten alten Menschen erfassen und verstehen. So wird sie technische Hilfen und von Fall zu Fall besondere Mittel und Wege finden, mit denen eine Zustandsverbesserung gelingen könnte. In diesem Bereich bekommt auch der Appell der Ärzte: »Wieder heraus aus dem Bett« besondere Geltung. Die »isometrische Arbeit« leistet dabei gute Dienste, ebenso die Bettgymnastik (s. Kapitel »Alterserkrankungen«). Beides kann unbegrenzt fortgesetzt werden.

Praktische Vorschläge für die Vorbereitung und den Beginn des Wieder-Aufstehens sind im Kapitel »Schlaganfall« gegeben.

Das Gehen

Erste Geh- und Stehversuche sollten, ebenso wie das alltägliche Herumgehen, immer in Straßenschuhen erfolgen. Häufig ist zu beobachten, daß alte Menschen auffallend breitspurig stehen und gehen. Sie vergrößern auf diese Weise unbewußt ihre Unterstützungsfläche, wenn Gleichgewichtssinn und Standsicherung nicht mehr vollwertig funktionieren (Parallelbeispiel ist das Baby bei seinen ersten Steh- und Gehversuchen).

Diese Selbsthilfeaktion bei älteren und alten Menschen bleibt meist ein Dauerzustand, denn die Ursache ist irreparabel. Auf gleiche Weise kommt der schlürfende oder trippelnde Gang bei vielen der mehr oder weniger Betagten zustande. Auch dieser ist als eine automatische Sicherung aufzufassen, der Alte glaubt nämlich, mehr Boden unter den Füßen zu spüren, wenn er die Schritte so kurz als möglich setzt, also die Bodenberührung kaum unterbricht. Typisch ist für beide Fälle: Mit einer Begleitperson dicht neben sich, vielleicht sogar eingehakt, gehen diese Menschen normal, denn dann fühlen sie sich sicher. Stockbenützung kann dies jedoch nicht bewirken. Üben und Mahnen haben keinen Erfolg. Beides ist also in solchen Fällen müßiger Zeitaufwand.

Das Treppensteigen

Wer auf ebener Strecke normal gehen und die Knie bis zum rechten Winkel beugen kann, ist theoretisch auch imstande, Treppen auf und ab zu steigen, allerdings auf die einfachste Weise, d.h.: Der sich bewegende Fuß tritt bei jedem Schritt auf die nächsthöhere bzw. auf die nächsttiefere Stufe.

Ist eines der Beine im Hüft- oder Kniegelenk nicht so weit beweglich, dann heißt die Regel:

Aufwärts: erst den Fuß des *gesundseitigen* Beines um eine Stufe höher, dann den Fuß des behinderten neben den anderen stellen.
Abwärts: erst den Fuß des *behinderten* Beines eine Stufe tiefer stellen, dann den anderen daneben.

Auch wenn beidseitig Knie oder Hüfte nicht frei beweglich sind, läßt sich eine Möglichkeit finden, um Treppen begehen zu können. Alle Älteren und Alten sollten auch dann, wenn Lifte vorhanden sind, täglich wenigstens 2mal ca. 10–15 Stufen auf- und abgehen, denn Treppensteigen wird von den Ärzten als Allgemeintraining sehr empfohlen. Wichtig ist, bei Stockgängern darauf zu achten, daß immer eine Hand am Geländer, die andere am Stock bleibt. Das Geländer ganz zu meiden und auf der Treppe nur beide Stöcke zu benutzen, ist gefährlich.

Daß Unterarm-Stützkrücken mehr Vorteile bieten als Stützstöcke, ist nun allgemein anerkannt. Sie sind immer am Platz, wenn Abstützen des Körpers notwendig ist. Sehr wichtig ist jedoch ihre richtige Höheneinstellung. *Faustregel:* Handgriff = etwa in Höhe des Oberschenkelkopfes.

— *Benutzung von Gehhilfen*

Immer wieder taucht für die Pflegerin das Problem auf: In welchen Fällen ist ständige Benutzung einer Gehhilfe zu empfehlen, in welchen davon abzuraten, wann reicht *eine* Stütze aus, wann sind *zwei* angezeigt. Immer gibt es ältere Menschen, die mit einem oder gar zwei Stöcken gehen wollen, ohne daß ein triftiger Grund dafür vorliegt. Es gibt auch solche, die konsequent jegliche Stütze ablehnen, obwohl sie zugeben müssen, daß sie diese Hilfe nötig hätten. Nicht immer hilft uns die ärztliche Meinung zu einer Entscheidung. Der Arzt sieht seine Patienten ja nur kurz, oft nur stehend oder im Sitzen, doch kaum während oder nach längerem Gehen. Nicht selten spielen bei unseren alten Leuten Eitelkeit auf der einen, der Wunsch Vorteile zu erreichen auf der anderen Seite eine Rolle. Abgesehen davon, daß die Pflegerin weder zum einen noch zum anderen zwingen kann, wird sie sicher oft durch vernünftige Beratung erreichen können, was sie für richtig hält.

Es gibt einen kleinen, einfachen Test für uns, der zur Entscheidung verhelfen kann, wenn die wiederholte genaue Beobachtung des Gehenden nicht ausreicht.

Test: Der zu Prüfende liegt auf dem Bett. Nun gilt es, auf jeder einzelnen Seite festzustellen und dann zu vergleichen:

1. Wie weit kann er jedes Bein im Hüftgelenk beugen?
2. Wie weit kann er jedes Bein abspreizen?
3. Kann er jede Kniekehle allein und beide miteinander fest auf die Unterlage drücken?
4. Können beide Füße im Sprunggelenk aufgehoben werden?
5. Kann der Prüfling jedes der im Knie voll gestreckten Beine anheben und gestreckt halten?

6. Kann er auf jedem Bein etwa 6–8 Sekunden lang ziemlich fest stehen?

Schließlich: Differieren die Leistungen? Wenn ja, sind die geringeren immer auf der gleichen Seite oder ändert sich dies? Treten Schmerzen auf? Wenn ja, beidseitig, auf der schlechteren, auf der guten Seite?

Dieser Test fordert bei einiger Übung (evtl. an Mitarbeitern) knapp 10 Minuten Zeit, gibt aber ziemlich sicheren Anhalt, ob Stockbenützung angebracht ist oder nicht.

a) Stockbenützung ist überflüssig, wenn der Leistungsstand der beiden Beine ungefähr gleich ist und bei freiem Gehen weder Schmerz noch Hinken auftreten.

b) Stockbenützung ist ebenfalls nicht nötig, wenn zwar Leistungsdifferenzen vorhanden, aber ungleich verteilt sind.

c) Auf der besseren Seite einen Stock zur Entlastung zu benutzen, ist dann empfehlenswert, wenn ein Bein schlechter funktioniert und schmerzt. Denn dann wird auf das bessere mehr Körpergewicht gelegt und es droht diesem durch die Überbeanspruchung Schaden.

d) Mit zwei Stöcken gehen sollte jeder, dessen Steh- und Gehleistungen beiderseits herabgesetzt und unsicher sind. Gelenke, die Entlastung brauchen, aber nicht bekommen, werden durch Überbelastung schwer geschädigt.

Was ist besser: Jetzt ohne Stöcke – aber bald gar nicht mehr gehen können? Oder mit Stöcken – und dann gut, sicher, beschwerdefrei gehen?

Typische Alters-Unfälle

Die Gefahr zu stürzen, nimmt begründbar in den späteren Lebensjahren zu. Am häufigsten beschäftigen uns erfahrungsgemäß die Folgezustände von Oberschenkelschaft- oder -halsbruch, handgelenksnahe Unterarmbrüche, Knöchelbruch. Für die Pflegerin ist vor allem wichtig zu wissen, wie sie selbst und der Patient sich verhalten müssen, wenn er aus der ärztlichen bzw. klinischen Behandlung entlassen wurde und dann ihrer Obhut anvertraut ist. Zum besseren Verständnis der jeweiligen Situation und Aufgabe sollen folgende Überlegungen helfen:

Jeder Oberschenkelbruch muß primär im Krankenhaus versorgt werden. Die *pflegerische* Betreuung beginnt nach der Entlassung des Patienten. Wünschenswert wäre, daß der Zurückkehrende einen kurzen, aber kompetenten Bericht mitbrächte, aus dem zu erfahren ist, ob er konservativ oder operativ behandelt wurde; wenn letzteres der Fall ist, ob durch Nagelung oder Einsetzen eines künstlichen Hüftgelenks. Die Aussage des Patienten entspricht leider nicht immer den Tatsachen. Wichtig wäre auch, Weisungen für die pflegerische Weiterversorgung und das Eigenverhalten des Entlassenen zu bekommen.

Ziel des ärztlichen Vorgehens war es, dem Patienten die Gehfähigkeit zu erhalten, also ist es notwendig, daß er seine Chance nutzt und *geht*, nicht etwa nur der Ruhe pflegt, im Bett bleibt oder, noch schlimmer, den größten Teil des Tages im Sessel verbringt. Zu empfehlen ist, daß er *oft*, aber nur *kurze Zeit* umhergeht, später jedoch mit Ausdauer übt und trainiert. Sehr von Vorteil ist dabei die häufige Selbstkontrolle vor einem großen Spiegel! In jedem Fall muß der Rekonvaleszent zunächst die in der Klinik erlernte Gehweise fortsetzen; ob sie im Laufe der Zeit verändert werden soll, bestimmen am besten alle Beteiligten, also Arzt, Schwester und Pflegling gemeinsam.

Es ist in keinem Fall völlig auszuschließen, daß sich früher oder später der postoperative Zustand ändert. Solche Situationen können unverhofft auftreten. Dann verspürt der Betroffene plötzlich und ohne erkennbare Ursachen heftige Schmerzen an seiner Hüfte und deren Umgebung, oder die Belastbarkeit verschlechtert sich auffallend, möglicherweise erfolgt sogar beides.

Für die Pflegerin gilt in diesem Fall folgendes: Sollten bei einem hüftoperierten Pflegling solche Erscheinungen auftreten, dann sollte sie sofort alle ihr zur Verfügung stehenden Möglichkeiten nutzen und darauf drängen, daß möglichst bald eine Nachuntersuchung des Betroffenen veranlaßt wird, und zwar in der einstigen Behandlungsklinik. Denn dort stehen dem Arzt Entlassungsbefund, Operationsbericht, Röntgenbilder des Patienten zur Verfügung, so daß jede Veränderung ohne weiteres festgestellt und sofort therapeutisch eingegriffen werden kann. Abwarten, zaudern, Verzögerung dieses Schrittes können sich sehr zum Schaden des Patienten auswirken. Unterarmfrakturen und Radiusbruch müssen primär ebenfalls im Krankenhaus versorgt werden. Doch im allgemeinen darf der Patient, sobald sein Gipsverband gut sitzt, wieder nach Hause gehen. Von nun an bis zur Gipsabnahme bleibt alles weitere ihm selbst und der Pflegerin überlassen, die damit erhebliche Verantwortung übernimmt.

Ihre erste wichtige Aufgabe ist, besonders während der ersten Tage, die eingegipste Extremität zu beobachten. Falls nachträglich irgendwo eine (zunehmende) Schwellung erkennbar ist, über unerträglichen

Schmerz oder – umgekehrt – über Gefühllosigkeit geklagt wird, wenn auffallende Blässe bzw. Rot- oder Blauverfärbung an Fingern und Hand auftreten, dann erfordert jede dieser Veränderungen unter allen Umständen sofortige Vorstellung beim behandelnden Arzt. Aber auch dann, wenn keine besonderen Symptome auftreten, erwächst der Pflegerin eine wichtige Aufgabe. Sie besteht darin, von Anfang an für gute Durchblutung des Armes zu sorgen, die aber weder durch Massage und Einreibung noch durch Heizkissen oder ähnliches erzeugt werden darf, sondern nur mittels fleißigem aktiven Bewegen, das der Patient selbst betreibt. Leichtes lockeres Kreisen und Schwingen des Armes im Schultergelenk, wie auch alle Beuge-Streck-Bewegungen mit den Fingern sind richtig. Am einfachsten ist es, den ganzen Arm mitsamt der Hand in die alltäglichen Gebrauchsbewegungen mit einzubeziehen.

Mehr als ein Vierteljahrhundert alt ist die Mahnung eines berühmten Chirurgen: »Legt Unterarm und Hand, wenn ein Gipsverband angelegt ist, nie in ein Tragetuch, sonst wird dieses zum Leichentuch des ganzen Armes samt Schulter.«

Nur wenn der Ellenbogen und ein Stück des Oberarms miteingegipst sind, fallen größere Armbewegungen aus. Aber am Körper anliegen dürfen beide auch dann nicht. Statt dessen sollte man ihn zeitweise so lagern, wie dies für die »Schultersteife« (siehe dort) geschildert wurde.

Die obige Bewegungsregel ist folgendermaßen zu verstehen: Da die Bruchstelle des Knochens und das evtl. mitbetroffene Gelenk so fest und sicher im Gipsverband ruhiggestellt ist, daß jede Bewegungsmöglichkeit völlig ausgeschlossen ist, besteht nicht die geringste Veranlassung, auch die Fingerglieder, den Ellenbogen und das Schultergelenk zu schonen und vom Gebrauch auszuschalten. Tut man dies aber durch das Stillhalten, so entzieht man Knochen, Gelenken und Muskeln des ganzen Arms die unentbehrliche Durchblutung, die ja zugleich der Gewebsernährung dient, ebenso den natürlichen Bewegungsreiz. Selbstverständlich leidet auch die eingegipste Partie unter diesen Mängeln, so daß der Bruch schlecht heilt, vor allem im Alter. Denn wir wissen ja, daß in späteren Jahren die Gelenke besonders zur Versteifung neigen und die Muskeln besonders schnell kraftlos werden. Folglich ist Ruhighalten oder gar Ruhigstellen des Arms falsch; notwendig und nützlich ist vielmehr, ihn mitsamt der eingegipsten Partie durch ständigen Gebrauch zu aktivieren. Dann läßt sich nämlich das Handgelenk nach der Heilung rasch und ohne Schwierigkeiten in den Bewegungsablauf miteinbeziehen. Andernfalls ist oft ein ziemlich schmerzhafter Remobilisierungsprozeß notwendig, wozu noch anzumerken ist, daß Bestrahlung, Massagen, Bäder und passives Bewegen durch fremde Hand nie zum Ziel führen, vielmehr oft die frischgeheilte Bruchstelle beunruhigen. Am einfachsten und natürlichsten ist es vielmehr, den Patienten zu veranlassen, daß er Hand, Finger und Arm gebraucht wie gewohnt. Um die Gebrauchsfähigkeit zu trainieren, eignen sich alle Übungen, die im Kapitel »Kalte Hände und steife Finger« aufgezählt sind.

≡ Oberschenkelamputation

Für die Situation des älteren Menschen, der ein Bein verloren hat, gilt folgender Hinweis: Der Oberschenkelamputierte wird im allgemeinen mit einer Prothese versorgt. Ob er sie beschwerdefrei tragen und gut mit ihr gehen kann, hängt nicht zuletzt davon ab, daß sein Hüftgelenk auf der kranken Seite die *volle Streckbarkeit* behält. *Sie ist aber in jedem Fall bedroht,*

1. weil der streckende Zug, den das Bein am Gelenk ausübt, um das Gewicht des fehlenden Unterschenkels verringert ist;
2. weil in diesem Fall durch vieles Sitzen das Hüftgelenk oft lange Zeit in Beugestellung verbleibt.

Wird diese kontrakt, dann sitzt die Prothese nicht mehr am Stumpf und die Belastungslinie stimmt nicht mehr mit deren Konstruktion überein. Um solche Folgen zu verhindern, muß deren Ursache, nämlich das Überwiegen der Hüftbeugung, beseitigt werden. Der einfachste Weg dazu ist, einen Prothesenträger anzuhalten, daß er, besonders in späteren Jahren, regelmäßig täglich ca. 30 Minuten lang bäuchlings ohne Prothese auf einer festen Fläche liegt. Unter dem Gewicht von Becken und Gesäß streckt sich dabei das Hüftgelenk von selbst, der natürliche Ausgleich zum häufigen Sitzen ist geschaffen.

≡ Einfachste Übungen im Bett für Rekonvaleszent und Langlieger

Diese Übungen kann jeder erlernen und regelmäßig selbst ausführen. Den Leistungsgrad dieses Trainings bestimmt die Tatsache, daß alle Bewegungen mehr Kraft kosten, wenn sie im Liegen ausgeführt werden.

I. Gruppe

1. abwechselnd den Hinterkopf a) ins Kopfkissen drücken, b) ein wenig abheben.
2. Abwechselnd das linke und das rechte Ohr leicht in das Kissen drücken.
3. Die gestreckten Arme seitlich neben den Körper legen, dann abwechselnd a) die Schultern so viel als möglich zurücknehmen – jedoch nicht hochziehen! b) sie nach vorne führen.
4. a) Die ausgestreckten Arme so *neben* den Körper legen, daß die *Handflächen auf das Laken kommen*; b) dann die Arme ebenso gestreckt auf den Körper legen, hier müssen die *Handrücken* aneinander kommen. Übung abwechselnd ausführen.
5. Beide Knie gleichzeitig anziehen, Füße möglichst nahe am Gesäß aufstellen. a) Beide Knie nach links hin umsinken lassen, wieder aufrichten. b) Das gleiche nach rechts hin ausführen und ein paarmal abwechseln.
6. Beide Beine nebeneinander ausstrecken. a) Den linken Fuß irgendwo unter das rechte Bein schieben und mit ihm das rechte Bein ein wenig auf – ab, nach außen, nach innen bewegen. Nun beide Beine wieder hinlegen, b) die Übung umgekehrt wiederholen.
7. Die gefausteten Hände auf den Bauch legen. a) Beide Fäuste neben die linke Hüfte, dann wieder auf den Bauch legen. b) Neben die rechte Hüfte legen und wieder herauf.
8. Einige Male einen Luftballon, eine Tüte aus Papier oder Plastik oder einen am Bettgalgen hängenden Gegenstand nach allen Richtungen verblasen.

II. Gruppe

1. Mit der rechten Hand den linken oberen Kopfkissen-Zipfel fassen und aufs Gesicht ziehen – ihn wieder loslassen und das Kissen glätten. Dann dasselbe mit Seitenwechsel.
2. Die Arme neben den Körper auf die Matratze legen und dort fest liegenlassen, erst beide Schultern hochziehen, dann möglichst weit herunterziehen; abwechseln.
3. Beide Hände unter dem Kopf zusammenlegen und versuchen, die Ellenbogen vor dem Gesicht einander zu nähern und sie wieder auseinandernehmen, dabei Ellenbogen auf die Unterlage drücken.
4. Die beiden Arme in Höhe der Schultern zur Seite legen. Dann jeden

der Arme dort bis zu den Fingerspitzen ausstrecken; nun sie vorne über dem Körper kreuzen.

5. Mit jeder Hand einen der oberen Deckenzipfel fassen und abwechselnd beide weit auseinanderspannen, dann unter dem Kinn zusammenbringen.

6. Die Hände seitlich auf die Matratze legen. Zunächst mit dem linken Bein, dann mit dem rechten, schließlich mit beiden zugleich die Decke etwas anheben und wieder fallenlassen.

7. Die Beine ausstrecken. Beide Knie gleichzeitig kräftig nach unten drücken, die Fersen abwärtsschieben, Beine und Füße wieder lockkern.

8. Einen Luftballon mit beiden Händen umfassen und ihn mehrmals über den Kopf – neben dem linken Knie – neben dem rechten Knie auf das Bett stupfen.

9. Diesen Luftballon auf der Bettdecke nach allen Richtungen verblasen.

☰ Übungen in der Badewanne

Sie lassen sich im Verlauf eines Reinigungsbades durchführen und haben den Vorteil, daß der Wasserauftrieb das Eigengewicht der Beine trägt und dadurch manche Bewegungen möglich werden, die auf einer festen Unterlage nicht gelingen, weil dazu die Kraft nicht ausreicht. Außerdem schmerzen Gelenkbewegungen unter Wasser schwimmend weit weniger, so daß Gelenksteifen besser überwunden werden. Besonders günstig sind diese Übungen daher für Arthrotiker. Allerdings muß ausprobiert werden, ob der Badende imstande ist, sich beidseits mit den Händen am Wannenrand, an einem Griff oder Zügel festzuhalten. Oft ist aus Sicherheitsgründen ein Wannenverkürzer angebracht.

1. Beide Kniekehlen miteinander mehrmals auf den Wannenboden drücken – locker lassen.

2. *Ein* Bein voll durchgedrückt liegenlassen – das *andere* bis zum Wasserspiegel heben, dann die Übung mit dem anderen Bein ausführen.

3. Erst *ein* gestrecktes Bein an den Wasserspiegel bringen, dann das andere dazu, schließlich beide gemeinsam wieder auf den Boden drücken. Evtl. kann darauf die Scherenbewegung folgen oder auch »Radfahren« unter Wasser.

4. Beine fest schließen und so abwechselnd an die linke und rechte Wannenwand bringen. Die Bewegung ist dicht über dem Wannen-

boden leichter, mit schwimmenden Beinen schwerer. Noch schwerer ist, ein Bein an der linken Wannenwand zu belassen, das andere
an die rechte Seite zu bringen, ebenso umgekehrt.

5. Die schwimmenden Beine mehrmals öffnen und schließen.

Massage und passives Durchbewegen

Zu den manuellen Anwendungen im Bereich der pflegerischen Altenbetreuung gehört auch die Applikation von Salben, Tinkturen, Linimen-
ten und antiphlogistischen Mitteln, teils zur Hautpflege, teils zur Therapie.
Solche Einreibungen können jedoch nicht als *Massage* bezeichnet werden.
Denn jede Arbeit der Hände, die diesen Fachausdruck verdient und bestimmte Erfolgserwartungen rechtfertigt, verlangt als Grundlage umfas-
sendes theoretisches Wissen, dazu die praktische Beherrschung eines großen Kontingents von geübten und erprobten Handgriffen und schließlich
viel, viel Erfahrung.

Sogenanntes Massieren ohne diese Voraussetzungen ist erfolglose
Zeitvergeudung und richtet unter Umständen sogar Schäden an. Massiert
man z.B. in dieser Art ein gestautes Bein, ohne die Ursache der Stauung zu
kennen, ohne ganz genau zu wissen, welcher Handgriff hier erlaubt und
welcher falsch ist, dann könnte man leicht ein Gerinnsel lösen, statt Lymphgefäße auszustreichen. Solches Vorgehen ist vergleichbar mit der Verabrei-
chung einer Injektion, ohne über Krankheitsbild und Zustand des Patienten
Bescheid zu wissen.

Überlassen wir daher die Massage den Fachleuten und nutzen
unsere kostbare Zeit mit den Mitteln, die einer Pflegerin ohne weiteres zur
Verfügung stehen und allen Beteiligten echte Chancen bieten.

Der Begriff »passives Durchbewegen« wurde schon im theoreti-
schen Teil erwähnt, und zwar im Zusammenhang mit jener Schilderung, die
den komplizierten Vorgang erklärt, durch den eine aktive Bewegung zustande kommt. Nochmaliges Überdenken im gegebenen Zusammenhang
wird nun erst recht davon überzeugen können, daß die noch so kleine
einfache Eigenbewegung des Pfleglings für seinen Fortschritt wertvoller
und wichtiger ist als eine größere komplizierte Bewegung, die eine fremde
Hand ausführt, von der evtl. Gefahr für den Patienten ganz zu schweigen.

=== Vorläufige Zusammenfassung

Was bisher im praktischen Teil besprochen wurde, bezog sich z. T. auf Situationen, denen die Pflegerin eventuell begegnen kann und wird. Ebenfalls kam zur Sprache, was im Zusammenhang mit bestimmten typischen Alterserkrankungen wissenswert ist.

Alle geschilderten Überlegungen, Vorschläge, Hinweise, auch die programmierten Übungsreihen und speziellen Anweisungen gelten selbstverständlich nicht nur für die in den zugeordneten Beispielen dargestellten Fälle, sondern sind auch anderweitig verwendbar. Es bleibt immer der Pflegerin überlassen, die Ratschläge gemäß eigener Erprobung überall dort anzuwenden, wo sie ihr brauchbar und nützlich erscheinen. Am häufigsten wird das bei einer typischen Alterserkrankung, dem Schlaganfall, vorkommen.

=== **Schlaganfall**

Nach heutiger Auffassung steht die Rehabilitation des Schlaganfall-Patienten im Mittelpunkt seiner Behandlung.

Also ist er mehr denn je darauf angewiesen, daß seine Betreuer das Prinzip der modernen Altenpflege kennen und – hier im besonderen Maß – diesem folgen, aber auch verstanden haben, daß theoretisches Wissen allein nicht ausreichend sein kann.

Nach wie vor werden das Einfühlungsvermögen der Pflegerin, ihr Einfallsreichtum und ihre geschickten Hände, die geduldig, aber mit freundlicher Konsequenz den Patienten durch die Rekonvaleszenz führen, ja ihre ganze Persönlichkeit zum bestmöglichen Pflegeerfolg beitragen.

Im allgemeinen »trifft der Schlag« meistens einen sich relativ gesundfühlenden Menschen mit einem noch einigermaßen funktionierenden Bewegungsapparat. Um so wichtiger ist es, daß die reaktivierenden pflegerischen Maßnahmen *sofort* bzw. sobald es der Allgemeinzustand des Patienten erlaubt, einsetzen. Somit wird die Verpflichtung, alle Funktionen körperlicher und geistiger Art wiederherzustellen bzw. *zu erhalten*, von Anfang an zum Schwerpunkt der Pflege.

Früher hielt man Apoplektiker zunächst für einige Zeit ganz ruhig im Bett und ließ auf diese Weise seine vielleicht noch vorhandene Fähigkeit zur Bewegung verlorengehen. Erst nach geraumer Zeit suchte man einzelne Bewegungen wieder zu wecken und später, mittels medikomechanischer

Anwendungen, auch zusammenhängende Funktionen wieder aufzubauen. Doch inzwischen waren mehr oder weniger massive Kontrakturen an Weichteilen und Gelenken entstanden, auch die zentralen Bewegungsmuster verlorengegangen. So blieb der erhoffte Erfolg meist aus. Dies entmutigte alle Beteiligten, und sie gaben auf.

Was liegt angesichts dieser Tatsache näher, als daß sich heute Pflegling und Schwester gemeinsam darum bemühen, von Anfang an – wenn möglich sofort – die alltäglichen Bewegungsabläufe, die dann noch geläufig sind, wenigstens in primitiver Form zu erhalten, indem man sich bemüht, diese in der Praxis wie gewohnt auszuführen und so im Gebrauch zu trainieren. Einzelne *abstrakte* Bewegungen fallen dem Patienten schwer, *angewandte* Hantierungen *gelingen leichter,* also ist für den Erfolg entscheidend, daß zunächst *sie* gelingen.

Als erstes »Übungsgerät« ist ein Luftballon geeignet, anfangs auf der Bettdecke liegend, später schwebend, z.B. mittels einer Schnur vom Bettgalgen hängend. Er ist leicht, gut sichtbar, wird je nach Füllung weicher oder fester, kleiner oder größer und kann so der Greiffähigkeit des Patienten gut angepaßt werden. Durch seine Buntheit reizt er zur Betätigung; man kann ihn berühren, anstoßen, umfassen, festhalten, wegblasen, wegschieben, wegstoßen, hochwerfen usw., dies zum Teil auch mit Fuß und Bein. Wertvoll ist dabei, und das gilt immer, daß der Übende den Erfolg seiner Leistung selbst beobachten und kontrollieren kann.

Die vorstehenden Beispiele werden jede ein wenig phantasiebegabte Pflegerin dazu anregen, sich weitere Bewegungsserien, mit oder ohne Gerät, auszudenken. Wichtig ist allerdings, nicht erdachte, sondern dem Alltagsleben entnommene Bewegungen zu wählen (siehe oben). Vor allem muß man dem Patienten zum frühestmöglichen Zeitpunkt begreiflich machen und ihn praktisch davon überzeugen, daß *eine Körperhälfte* gesund geblieben ist und er auf dieser Seite Finger, Hand und Arm, Fuß, Knie bzw. sein ganzes Bein wie gewohnt bewegen kann. Er soll auch gleich lernen, mit den gesunden Gliedern die kranken zur Bewegung mitheranzuziehen, d.h. zum Beispiel mit der gesunden Hand die andere fassen, mit dem gesunden Fuß die Ferse des anderen Beins zu untergreifen und beides in alle Richtungen zu bewegen. So bleibt die gesunde Seite im Training, kräftigt sich sogar ganz besonders – was für später sehr wertvoll ist –, und die Gelenke der kranken Seite werden von Anfang an bewegt, wodurch das Entstehen von Kontrakturen mindestens verzögert werden kann.

Der Schlaganfall ruft halbseitige Lähmungen hervor, von denen aber nicht alle Funktionen erfaßt werden. Es handelt sich nicht um totale, sondern um Teillähmungen, sog. Paresen. Das heißt: Die »Leitungen« = Nervenbahnen arbeiten zunächst, ebenso wie die ausführenden Organe = Muskeln, normal. Die »Steuerung« = Hirnzellen versagt, so daß die zustande kommenden Bewegungen nicht koordiniert = aufeinander abgestimmt erfolgen.

Deshalb müssen wir es als eine von uns unbeeinflußbare Tatsache hinnehmen, daß alle Beugemuskeln der kranken Seite sich in übermäßiger Spannung befinden und dann, wenn ihre Gegenspieler, die Streckmuskeln, dieser unterliegen, in einen Krampfzustand geraten, der sich immer mehr steigert, wenn dem nicht entgegengearbeitet wird, wozu der Patient aber aus eigener Kraft nicht imstande ist.

Durch dieses Überwiegen der Beugemuskeln entsteht das bekannte, für den Apoplektiker typische Bild:

- Die adduzierenden (heranführenden) Muskeln des Oberkörpers ziehen den Oberarm dicht an den Körper.
- Der Bizeps winkelt den Unterarm zum Oberarm hin an.
- Die Beugemuskeln auf der Innenseite des Unterarms ziehen die Hand an diesen heran und lenken sie dabei nach außen ab.
- Die langen und kurzen Fingerbeugemuskeln des Unterarms und der Handfläche ziehen Finger und Daumen in die Hohlhand.
- Die Hüftbeugemuskeln, vorn am Bein, ziehen den Oberschenkel an den Rumpf.
- Der Beugemuskel, rückseitig am Oberschenkel, zieht den Unterschenkel an den Oberschenkel, d. h. er beugt das Knie.
- Der wuchtige Wadenmuskel (Fußbeuger) mit seiner kräftigen Achillessehne ruft die Spitzfußstellung hervor.
- Seine Gegenspieler sind die Fußheber vorne, entlang dem Schienbein, und die Zehenstrecker am Fußrücken. Beide unterliegen aber dem *verkrampften* Wadenmuskel sehr bald, besonders, wenn Druck auf den Fußrücken (Bettdecke!) diesen Zustand noch steigert.

Jede Muskelverkrampfung verursacht heftige Schmerzen. Noch schwerwiegender ist jedoch, daß dort, wo die Muskeln ein Gelenk bedienen, durch ihre übermäßige Verspannung dieses dazu zwingen, in ein und derselben Stellung zu verbleiben (in unserm Fall in Beugung). Das gesunde Gelenk ist jedoch auf die Funktion des fortlaufenden Wechsels zwischen Bewegung und Gegenbewegung angewiesen. Wird eine bestimmte Stellung zum Dauerzustand, so daß die einzelnen Gelenkteile miteinander verkleben oder sogar »verlöten«, dann entsteht eine *Gelenkkontraktur*, die keine Veränderung dieser Stellung mehr zuläßt. Sie verursacht dem Patienten nicht nur starke Beschwerden, sie bedeutet in jedem Fall ein erhebliches Hindernis für seine Rehabilitation. Beispiel: Der nicht streckbare Ellenbogen, gefaustete Finger und eingeschlagener Daumen, Hüft- und Kniebeugeversteifung, Spitzfuß.

Deshalb die pflegerische Parole beim Schlaganfall:
- Kenntnis der immer drohenden typischen Veränderungen an Muskeln und Gelenken.
- Von Anfang an diese im modernen Sinne *bekämpfen*.
- Nicht »am« Patienten arbeiten, sondern »mit ihm zusammen«, und zwar dahin gehend, daß man ihm zur Selbständigkeit, trotz Behinderung, verhilft.

Kann man den Behandlungsweg bei einem frisch Erkrankten beginnen, dann bestehen die besten Aussichten auf Wiederherstellung in den für ihn möglichen Grenzen.

Ist vom Tag der akuten Erkrankung bis zum Beginn unserer systematischen Rehabilitationsmaßnahmen schon eine inaktive Zeit verstrichen, so ist zwar der günstigste Zeitpunkt versäumt; dennoch bestehen noch gute Chancen, die evtl. schon entstandenen Schäden zu mindern. Verzögerte Rehabilitation ist immerhin besser als keine, zu resignieren wäre unverantwortlich.

Vielleicht scheint uns einmal bei einem Patienten jeder Reaktivierungsversuch aussichtslos zu sein. Dann lohnt es sich immer, die »Pflege« in eine »Hilfsaktion« umzufunktionieren, sich Hilfen einfallen zu lassen oder die moderne Technik in Anspruch zu nehmen, um auch einem schwerst Behinderten das Leben leichter und freundlicher zu gestalten.

Zum Begriff »aussichtsloser Fall« sei Folgendes hinzugefügt: Unser Bewegungssystem besteht, wie schon erwähnt, großzügig gesehen, aus drei Einheiten:

a) der Befehlsstelle im Gehirn,
b) den Leitungsbahnen samt den Schaltstellen im Rückenmark,
c) den »Empfangsstationen« in der Muskulatur des Bewegungsapparates.

Die beiden Letztgenannten bleiben auch bei verminderter Funktion noch einige Zeit intakt, doch bei langer Inaktivität verkümmern sie und sind dann nicht mehr zu aktivieren. Anders ist es bei der in unserem Fall geschädigten Zentrale. Sie kann sich auch nach scheinbarem Ausfall evtl. doch noch einmal regenerieren und dann wieder Impulse entsenden. Eine solche Regeneration im Herdbereich der Erkrankung nützt dem Erkrankten aber nur dann, wenn regional der Bewegungsapparat noch imstande ist, auf die wiederkehrenden zentralen Befehle zu reagieren. Deshalb ist und bleibt unsere unbegrenzte Aufgabe, die Funktionsfähigkeit von Muskeln und Gelenken für eine eventuelle Regeneration in Bereitschaft zu halten, d. h. die Entstehung von kompakten Muskelverspannungen wie auch von Muskelverfall zu verhüten. Beides würde zu unlösbaren Gelenkkontrakturen führen.

Eine solche negative Entwicklung abzuwehren ist allein dadurch möglich, daß wir unseren Patienten zu entgegenwirkender aktiver Bewegungsleistung heranziehen und selbst diese Arbeit unterstützen, die im Anfang recht schwerfällt. Deshalb brauchen wir zusätzlich gleichsinnige Maßnahmen mit Langzeitwirkung, nämlich korrigierende Lagerungen. Im angegebenen Fall müßte diese z. B. darin bestehen, die vom hypertrophen Muskelpartner erzeugte Beugestellung immer wieder in Streckstellung zu bringen und zugleich den Streckmuskel zu forcierter Leistung anzureizen.

Es ist technisch ganz einfach, etwa durch Umlagerung und Belastung (mit Sandsäckchen aller Größen), ein Gelenk z. B. aus einer Beuge- in die volle Streckstellung oder umgekehrt, auch aus einer extremen Streckstellung in eine Mittelstellung zu manövrieren, ohne Schmerzen zu bereiten, wenn kein großer Widerstand zu überwinden ist, wie z. B. bei Beginn einer Liegezeit. Nimmt man die Veränderungen erstmalig nach längerem Liegen vor, dann widersetzen sich freilich die Gelenke zunächst. Doch bei schrittweisem Vorgehen lassen sich auch hier Beschwerden vermeiden oder auf ein Mindestmaß herabsetzen.

Es sei noch einmal betont und die Pflegerin sollte den Patienten immer wieder daran erinnern: *Eine* brauchbare Hand, *ein* gesunder Arm und *ein* gesundes Bein sind glücklicherweise erhalten geblieben, und sie müssen eifrig trainiert werden, damit der Patient, wenn er aus dem Bett kommt, nicht im Stuhl sitzen bleiben muß, sondern wieder auf die Beine kommt. Untätiges Liegen beschert die Fähigkeit hierzu nicht, also Üben und Arbeiten wie von Anfang an:

Die gesunde Hand faßt die kranke, hebt, bewegt und verlegt sie mitsamt dem Arm nach allen Richtungen. Sie reibt die kranke Hand warm, ebenso den Arm; gleicherweise Beine und Füße. Beide Hände miteinander führen Griffe aus, die der Alltag verlangt, z. B. essen, trinken, waschen und kämmen; aber auch Spielereien, die immer der Geschicklichkeit dienen.

Der gesunde Fuß unterfährt die Ferse des krankseitigen Beines und kann dieses dann: anheben – senken, seitwärts verschieben, anbeugen – strecken; auch das krankseitige Knie mit dem gesunden Bein belasten, um es immer wieder ganz durchzudrücken. Der Tag ist lang, der Patient verfügt über viel Zeit. Er nutzt sie gut, wenn er selbständig übt. Weitere Anregungen für aktive Übungen dieser Art sind zu finden unter folgenden Überschriften: »Einfachst-Übungen für die Pflegestation« und »Übungen in der Badewanne«.

Funktionsgerechte passive Maßnahmen

Wir brauchen auch solche und vor allem dort, wo Kontrakturen die spätere Funktionsfähigkeit bedrohen, so daß aktives Üben allein nicht ausreicht. Wir haben diese in der funktionsgerechten Lagerung. Hand und Fuß stellen uns hinsichtlich solcher Lagerung vor besondere Aufgaben.

Die Hand

Erst dann, wenn die Finger einer kranken Hand sich wenigstens zum Teil selbständig schließen und wieder öffnen können, und *nur* dann, wenn der Daumen fähig ist, sich aus der Abspreizung den Fingern gegenüberzustellen, ist die Hand ein vollwertiges Greiforgan und als solches funktionsfähig. Daß sie es nach einem Schlaganfall bleibt, liegt im Bereich des Möglichen. Aber nur dann, wenn *sofort* verhindert wird, daß die Finger sich fausten und in dieser Haltung verkrampfen. Kommt es so weit, daß die Fingerspitzen sich in die Handfläche bohren, dann ist auf Gebrauchsfähigkeit kaum mehr zu hoffen. Für praktische, prophylaktische und korrigierende Hilfsmaßnahmen, die fast immer notwendig sind, bewähren sich in diesem Fall Styroporkugeln, die man in Bastelzentralen in allen Größen erhalten kann.

Übung: Sie sind leicht, fest, gut zu säubern und fühlen sich angenehm an. In eine lockere, noch offene Hand legt man eine große Kugel, in jene mit schon leicht eingeschlagenen Fingern eine mittelgroße. Sind die Finger bereits stark gebeugt, muß zunächst eine kleine Kugel weiteres Einziehen verhindern. Sie wird aber sofort, wenn die Finger sich ein wenig lösen, durch eine größere ersetzt. Der Daumen legt sich immer der Kugel an. Mit einem leichten Tuch fixiert man die Kugel in der Hand, es läßt sich viel schneller anlegen als eine elastische Binde. Mit dieser »Verpackung« kann und muß sich dann der Arm bewegen, ja sogar einen Luftballon herumstoßen. Praktisch ist auch ein dicker Lammfell-Fingerhandschuh, weil sich die Finger darin kaum fausten können und warm bleiben.

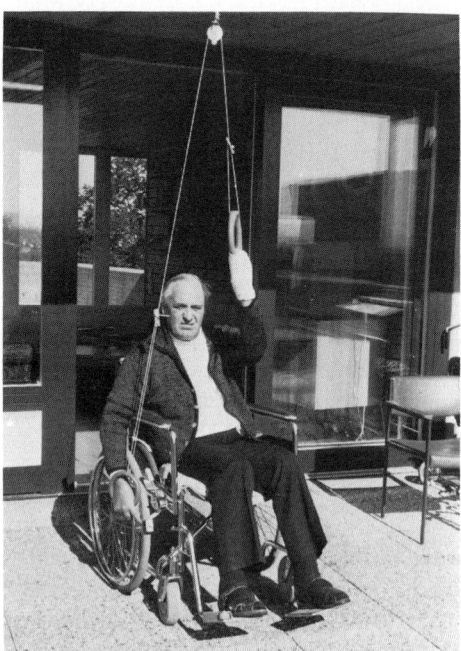

Abb. 10 a
Eine äußerst einfache,
aber sehr nützliche Vor-
richtung besteht aus einer
beweglichen Laufrolle, an
der Decke befestigt,
2–3 m dünnem Seil und
einem Stellachter, um die
Seillänge zu verändern,
und zwei Plastikringen.

— *Das Bein*

Vor ein noch größeres Problem stellt uns der Fuß des Apoplekti-
kers, der zum Spitzfuß zu werden droht. Kommt es zu einer massiven
Kontraktur in dieser Stellung, dann ist es unmöglich, diesen Fuß jemals
normal zu belasten. Daß bei jedem Schlaganfall-Patienten von der ersten
Stunde des Liegens an mittels Reifenbarren oder auf andere Weise jeglicher
Bettdeckendruck abgefangen werden muß, ist selbstverständlich, reicht
aber bei weitem nicht aus. Leider erliegen alle einer Selbsttäuschung, die
sich erhoffen, an einem Apoplektikerbein mit verkrampften Beugemuskeln
einen Spitzfuß verhüten – oder gar einen schon vorhandenen wieder lösen zu
können, indem sie zwischen Bettende und Fußsohle ein Kistchen oder ähnliches einbauen. Es ist verständlich, daß dies nicht gelingen kann, wenn man
bedenkt, daß die besonders starke Sehne des wuchtigen Wadenmuskels
sohlenwärts an der Ferse ansetzt und zusammen mit dem Muskel imstande
ist, beim Zehenstand die Ferse hoch über dem Boden zu halten. Um die
Sehne im verkürzten Zustand dehnen zu können, müßte man demnach die
Ferse mit großer Kraft sohlenwärts ziehen und dort halten können – wozu

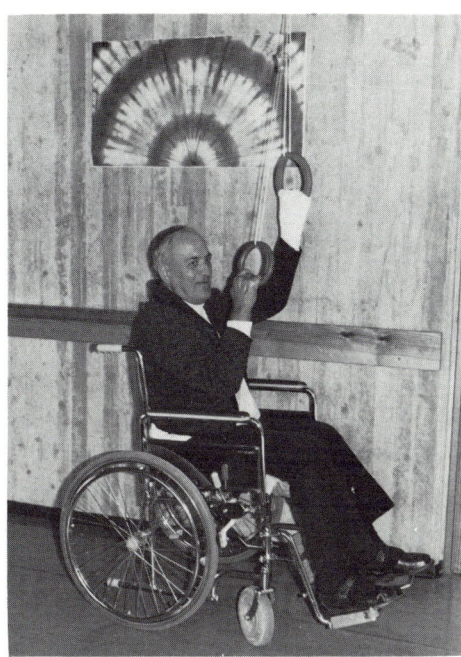

Abb. 10 b
Diese macht es möglich, daß Schlaganfall-Patienten – auch andere, denen es schwerfällt, den Arm hochzuheben – oft und ohne Hilfe üben können, um eine Steife im Schultergelenk zu verhüten. Sie kann sehr rasch entstehen, wenn ein Arm selten oder nie aufwärts gestreckt wird.
Wird die Rolle am Bettgalgen befestigt, so kann z. B. ein Apoplektiker von Anfang an seinen kranken Arm mit dem gesunden mobil erhalten.

wir aber leider nicht in der Lage sind. Bis jetzt bleibt es noch jeder Pflegerin selbst überlassen, sich eine Möglichkeit auszudenken, die im Bett, am Liegenden etwa die gleiche Stellung hervorbringt, die unser Fuß einnimmt, wenn wir mit durchgedrücktem Knie und aufgebogenem Vorfuß nur auf unserer Ferse stehen. Aber echt dehnen, allein durch das Aufbiegen des Vorfußes, können wir die Sehne nicht.

Bewegte Gliedmaßen erwärmen sich von selbst, stilliegende, inaktive, leiden oft unter Kälte.

Der halbseitig gelähmte Bettlägerige bedarf der Wärmezufuhr, ganz besonders während der Lagerung. Für die Beine reicht im allgemeinen die Bettdecke aus, um unangebrachte Abkühlung zu verhüten. Doch Arme, Hand und Finger sind auf Erwärmung, z. B. durch Fell, Wolltuch und Schal, wollene Strumpflängen u. a. angewiesen; sie sind günstiger als eine Decke, weil sie sich besser anschmiegen, kaum Gewicht haben und dennoch Bewegungen erlauben.

Das bisher besprochene Rehabilitationsprogramm für den Schlaganfall-Patienten bezog sich hauptsächlich auf die akute Phase und die anschließende Rekonvaleszenz eines erst kurzfristig Erkrankten. Wir müssen aber auch an diejenigen unserer Pfleglinge denken, die schon längere Zeit, vielleicht sogar jahrelang mit den Krankheitsfolgen leben müssen. Nicht alle, aber sehr wahrscheinlich viele von ihnen, können trotzdem noch von den modernen pflegerischen Maßnahmen profitieren, selbst wenn sich nur bescheidene Fortschritte und Verbesserungen erzielen lassen. Es ist eine dankbare Aufgabe für jede Pflegerin, in solchen Fällen diesbezügliche Versuche zu unternehmen.

Aufgrund neuer medizinischer Erkenntnisse erlaubt der behandelnde Arzt häufig, daß der Schlaganfall-Patient schon wenige Tage nach dem Insult das Bett zeitweilig verlassen und mit dem Fahrstuhl vertauschen darf. In beidseitigem Interesse sollte die Pflegerin Sorge tragen, daß auch dann die im Bett durchgeführten Lagerungen auf ähnliche Weise durchgeführt werden. Das ist nicht schwierig, wenn man reichlich Sandsäkke verschiedenen Gewichts und Kissen aller Formate bereithält.

Für den Patienten ist es angenehm und für die pflegerischen Maßnahmen wertvoll, wenn auf den Armteilen des Stuhles ein Tisch montiert wird, der im Fachgeschäft fertig erhältlich, mittels eines Brettes aber auch zu improvisieren ist. Unterarme und beide Hände können dort bequem aufliegen, unschwer in jede erforderliche Stellung gebracht werden, so daß sie allerlei Bewegungsübungen ausführen, sogar mit dem Luftballon spielen können. Vor allem aber gelingen selbständiges Essen und Trinken mittels dieser Hilfe relativ bald und leichter als etwa im Bett. Essen im Bett ist schwierig, weil der Weg vom Teller zum Mund weiter, Halten und Führen des Bestecks ungewohnt und der Schluckakt unnatürlich ist.

Vor und nach dem Umsetzen ergibt sich jedesmal Gelegenheit, die unbedingt nötige Voraussetzung für die nicht mehr fernen Steh- und Gehversuche zu trainieren, deren erstes Ziel das selbständige, freie Sitzen am Bettrand ist. *Erst dann,* wenn dieses regelrecht etwa 15 Minuten lang sicher und ohne Übermüdung gelingt, ist der Zeitpunkt für erfolgversprechende Steh- und Gehversuche erreicht.

Niemand käme auf den Gedanken, ein kleines Kind, das noch nicht frei sitzen kann, auf seine Füßchen zu stellen. Wie sollte dann ein großer, vielleicht auch schwerer erwachsener Mensch, der außerdem Schwächen an seinem Bewegungsapparat kompensieren muß, schon stehen können, bevor ihm freies selbständiges Sitzen selbstverständlich ist?

Diese Regel gilt übrigens nicht nur für den Apoplektiker, sondern für jeden Menschen, der eine längere Liegezeit hinter sich hat, so auch für den reduzierten gesunden Alten, wenn er sich nach einer Ruhezeit im Liegen wieder erheben will.

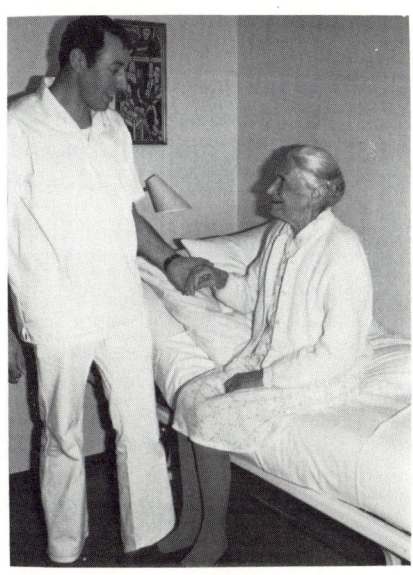

Abb. 11
Erst dann, wenn ein alter Mensch, der länger im Bett liegen mußte, durch allmähliches konsequentes Üben erreicht hat, daß er ca. 10 Minuten lang aufrecht, frei und sicher am Bettrand sitzen kann, ist er auch imstande zu stehen.

Ängstliches, unsicheres Kauern auf der Bettkante mit gerundetem Rücken, eingezogenem Kopf, krampfhaft aufgestützten Händen und frei hängenden Beinen nützt hier nichts. Daher muß schrittweise geübt werden:

– Das Gefühl für den Berührungsdruck Fußsohle-Bodenfläche (höhenverstellbare, rutschfeste Schemel sind dafür praktisch, nötig sind Absatzschuhe mit fester Sohle).
– Den Rücken selbständig gut strecken, was anfangs nur durch Abstützen an eine feste Lehne möglich ist, aber allmählich auch ohne diese gelingen muß.
– Den Kopf heben, um geradeaus und frei ringsum schauen zu können.
– Die Arme und Hände nach allen Richtungen bewegen, ohne daß Unsicherheit aufkommt.
– Die Haltung beibehalten, auch dann, wenn die Pflegerin von irgendeiner Seite her sie zu ändern sucht. (Bild 11)

Sobald es dem Pflegling möglich ist, die geschilderte Sitzhaltung einzunehmen und mindestens 10 Minuten lang beizubehalten, *dann,* und wirklich erst dann, ist Aufstehen kein Problem mehr, sondern erfreulich für alle Beteiligten und ein guter Ausgangspunkt für alles weitere. Zeit und Mühe, die für diese stufenweise Entwicklung aufgebracht wurden, lohnen sich in seltenem Maße.

—   *Stehen und Gehen mit Hilfe*

Uns allen ist bekannt, daß unser Becken, zusammen mit dem Gesäß, den schwergewichtigsten Körperteil des Menschen darstellen. Dennoch ist allgemein üblich, daß die zwei Pflegepersonen, die einen Patienten erst aus dem Sitzen zum Stehen und dann zum Gehen bringen wollen, sich *wie folgt verhalten:*

Sie stellen sich beidseits neben den Sitzenden, sichern seine Füße mit den eigenen, untergreifen mit beiden Unterarmen und Händen seine Achseln sowie Ellenbogen und ziehen ihn vorwärts aufwärts, ohne zu überlegen, daß sie bei einem Aufstellversuch dieser Art dem Hilfsbedürftigen selbst den schwersten Teil der Arbeit überlassen. Denn er muß nun a) seine Kniegelenke selbst voll strecken und sie so fixieren; b) das gleiche mit den Hüftgelenken tun, und außerdem gleichzeitig sein schweres Gesäß mit eigener Kraft anheben und über die Standfläche seiner Füße = Unterstützungsfläche hieven, um in die Senkrechte zu kommen. Erst dann sind nämlich Schrittbewegungen möglich.

Diese Leistung kann der Patient unter den gegebenen Umständen *vielleicht* bewältigen, wenn seine hüftstreckenden Gesäßmuskeln außergewöhnlich kräftig sind. Das ist aber bei vorwiegend liegender oder sitzender Lebensweise nicht der Fall. Infolgedessen kann er in halbvorgebeugter Haltung und mit Schwerpunktverlagerung hinter seine Unterstützungsfläche weder ausbalanciert stehen noch gehen.

Die *bessere Art*, den *Patienten aufzurichten*, ist nach Sicherung seiner Füße die folgende:

Die bei gleicher Blickrichtung mit dem Patienten *links* von ihm stehende Pflegerin untergreift mit linkem Arm und linker Hand den linken Arm des Patienten. Die *rechts*stehende Pflegerin tut das gleiche rechtshändig und rechtsseitig. Die zwei noch freien Schwesternhände treffen sich *hinter* dem Pflegling, vereinigen sich dort mit festem Griff, heben das Gesäß des Sitzenden gleichzeitig an und drücken es nach vorn, während sie den Patienten vorn hochziehen wie üblich. Nun ist erreicht, daß der ganze Mensch senkrecht über seinen Füßen steht, und wie von selbst kommen dann tatsächlich Vorwärtsschritte zustande. (Bild 12a u. 12b)

Wenn dem Schlaganfall-Patienten – oder einem anderen in gleicher Situation – endlich Aufstehen und Fortbewegen gelingen, kann es trotz guter Vorarbeit passieren, daß nach wenigen Schritten die volle Kniestreckung nicht mehr gelingt und das Knie einknickt. Wird er geführt, kann zwar das Gelenk nicht verletzt werden, aber es schmerzt, der Patient erschrickt

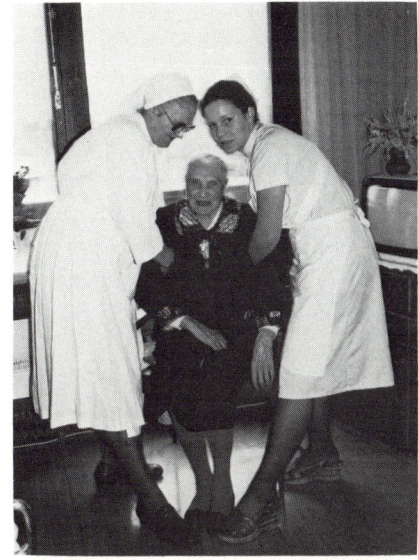

12a

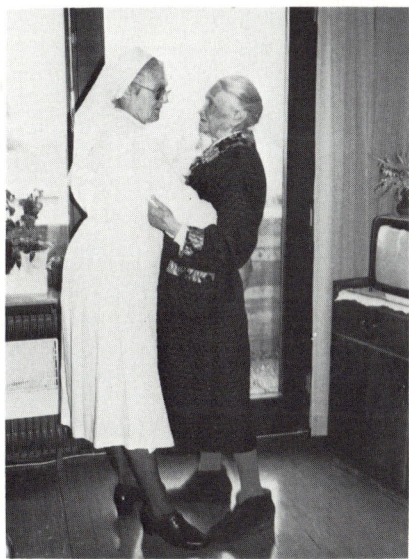

12b

Abb. 12   a und b   Beim Aufrichten eines geschwächten oder behinderten alten Menschen
zum Stand, aus dem er das Gehen beginnen soll, helfen ihm die Pflegerinnen am
besten dadurch,
daß sie mit ihren Händen auch seine schwerste Körperpartie anheben und diese
über seine Unterstützungsfläche bringen.

13a

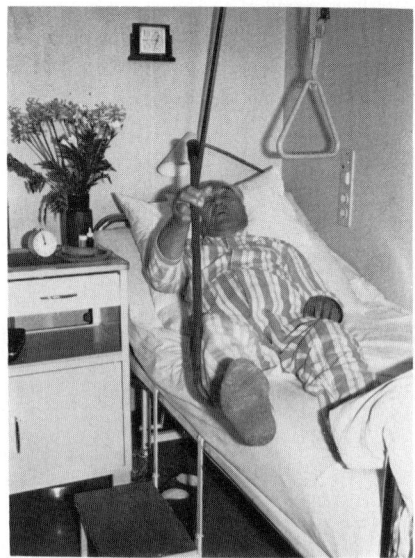

13b

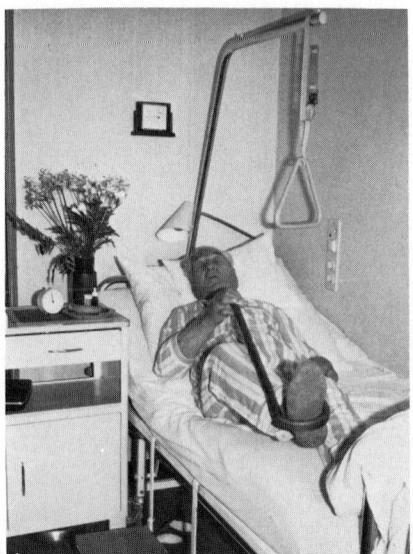

Abb. 13   Jeder Behinderte kann erlernen, auf diese Weise ein kraftloses oder nicht frei
bewegliches Bein aus dem Bett = a – b – c
oder ins Bett = c – b – a
zu befördern, ohne die Schwester rufen zu müssen.

13c

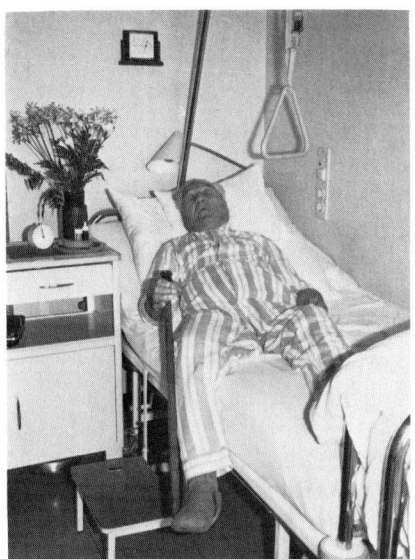

und scheut sich vor einem weiteren Versuch. Um dies zu vermeiden, kann man sich einer besonderen Sicherungs-Schienung bedienen, die man unmittelbar vor dem Gehversuch anlegt und sofort danach abnimmt. Für diese »Schienung« verwendet man am besten die altbekannte Metall-Sprossen-Schiene. Sie muß in diesem Fall 10–20 cm breit sein. Um die richtige Länge zu erhalten, mißt man das Bein von der Mitte des Ober- bis zur Mitte des Unterschenkels aus. In Höhe der Kniekehle biegt man die Schiene leicht ab, damit sie sich dem Bein gut anschmiegt. Nun polstert man sie dick mittels Schaumgummi, den man mit Mullbinden befestigt. Für den Gebrauch legt man die vorbereitete Schiene der Rückseite des Beines an und wickelt sie dort mit elastischen Binden kräftig, aber nicht zu stramm, fest. Der Patient muß diese Gehhilfe angenehm als festen Halt spüren, damit er Schritte wagt. Meistens sind schon nach kurzer Zeit Unsicherheit und Angst überwunden. Wenn das Kniegelenk belastungsfähiger geworden ist, verzichtet man selbstverständlich auf die nun überflüssige Stütze.

Während es empfehlenswert ist, jene Patienten, die man nur der allgemeinen Sicherung halber führt, abwechselnd links und rechts unterzufassen, um nicht der Gewöhnung und einer einseitigen Haltung Vorschub zu leisten, sollte man aus gleichen Gründen dies, wenigstens gelegentlich, auch beim einseitig Behinderten tun, während man ihn sonst immer auf der kranken Seite stützt. Beim Schlaganfall-Patienten ist es in jedem Fall richtig, ihn auf der kranken Seite zu führen und auf der gesunden einen Stock benützen zu lassen. So kann man

1. das bekannte »Kreiseln« des gelähmten Beines unterdrücken,
2. den gesunden Arm auf die Stockarbeit trainieren, weil er ja später größte Sicherheit gewährleisten muß.
3. Mit der eigenen Hand Verkrampfungen des gelähmten Armes samt Hand lockern und ihn zwanglos in unterschiedliche Stellungen bringen.

Orthopädisch geschulte Schuhmacher und Orthopädie-Mechaniker sind in der Lage, entsprechend der ärztlichen Angabe individuell gebautes Schuhwerk oder, für vorhandene Schuhe, nachträglich mechanische Veränderungen anzufertigen, die sowohl beim Schlaganfall-Patienten als auch bei anderen Verformungen des Fußes Schäden kompensieren können. Beides dient dazu, das Gangbild zu verbessern und das Gehen zu erleichtern. Meist wird es die Schwester der Pflegestation sein, nur selten die Angehörigen, die an diese Möglichkeit denkt und Rücksprache mit dem Arzt nimmt, der dann seine Vorschläge an die Facharbeiter weitergibt und Kostendeckung beantragt. Noch während der Rekonvaleszenz und auch in der Zeit der Rehabilitation eines Schlaganfall-Patienten können sich über Jahre hin stumme Perioden mit solchen der Vorwärtsentwicklung ablösen, falls die Reaktivierungsmaßnahmen funktioneller und psychischer Art, die Pflegerin und Patient gemeinsam unternehmen, nicht erlahmen.

Alte Menschen, für deren Zustand es eine entscheidende Besserung und damit Hoffnung auf eine Veränderung im positiven Sinne nicht mehr gibt, werden auf der Pflegestation untergebracht.

≡ Die Pflegestation

Manche der dort Aufgenommenen hegen noch unbestimmte Hoffnungen, andere sind deprimiert, manche gleichgültig, teilnahmslos oder auch dankbar für diese Lösung ihrer Situation.

Nicht allen Alten wird bewußt, daß sie unaufhaltsam bergab wandern und vielleicht schon dem Ende ihrer Tage nahe sind. Jede auf einer Pflegestation tätige Schwester weiß, daß ihr diese Menschen für das letzte Wegstück anvertraut sind, und daß es an ihr liegt, dafür Sorge zu tragen, daß diese Zeitspanne für keinen zu einer trostlosen »Wartezeit auf dem Abstellgleis« wird. Es ist gar nicht so schwer, auch der Pflegestation eine freundliche Atmosphäre zu verleihen. Die moderne Altenpflege ist bemüht, den Alten auch in dieser Phase des Lebens noch die Freude und Fähigkeit zur Bewegung zu erhalten bzw. diese sogar zu stimulieren, statt, wie einst, sie verkommen zu lassen oder gar zu ersticken. Auch der behinderte und leidende alte Mensch freut sich noch, wenn bereits aufgegebene Bewegungen ihm wieder ebensogut, vielleicht sogar besser gelingen als anderen in seiner Umgebung. Allerdings sollte man in diesem Rahmen nur solche Bewegungen vorschlagen, die der Verfassung und Mentalität dieser besonderen Menschengruppe entsprechen und auch ihnen noch die Chance des Gelingens bieten. Oft ist sogar angebracht und auch erlaubt, diese Alten in ihrem eigenen Interesse auf ganz besondere Art zu bescheidener Aktivität zu **zwingen**.

Ein Weg dazu ist z. B.: Zeitweilig im Bett die gewohnte Anordnung von Kissen, Polstern, Rollen zu ändern; was für den Pflegling bedeutet, daß er mit eigener Kraft Füße, Beine, Arme, Kopf und Rumpf in eine andere Lage bringen muß. Eine andere Möglichkeit wäre, sowohl im Mehr- als auch im Einbettzimmer, den Bettplatz zu vertauschen, so daß z. B. der Blick zum Fenster nicht immer gleichbleibend eine Rechts- und der zur Türe eine Linkswendung verlangt, sondern einmal das Gegenteil fordert. Man kann mindestens dafür Sorge tragen, daß Besucher abwechselnd links und rechts vom Bett Platz nehmen und auch der Standort des Bettschränkchens gewechselt wird, wodurch die Hinwendung und der Griff zu diesem geändert werden müssen.

»Isometrische Arbeit«, geschildert im Zusammenhang mit dem akut Kranken, eignet und lohnt sich auch auf der Pflegestation und ist grundsätzlich immer anwendbar. Ebenso die Übungsspielereien mit dem Luftballon (siehe Schlaganfall), der für jeden einzelnen mittels langer Schnur an seinem Bettgalgen befestigt wird. Diese bunten Gebilde sind, ob sich ein einzelner damit beschäftigt oder ob sie von einem Bett zum andern fliegen, immer geeignet, in allzu stillen Stationszimmern die Bewohner zu ermuntern und zu aktiven Bewegungen anzuregen.

Richtiges Sitzen am Bettrand ist hier Vorübung für das Sitzen im Rollstuhl. Denn die Parole »Heraus aus dem Bett« gilt auch für alle auf der Pflegestation.

Um diese lohnende Aktion starten zu können, ist es zweifellos notwendig, daß die Stationsschwester sich helfende Hände organisiert, die beim Anziehen, Umsetzen und Transportieren der Belegschaft zupacken. Regelmäßig Bett und Zimmer verlassen zu dürfen, Zusammentreffen und Wiedersehen mit anderen Menschen, Gelegenheit zur Kontaktaufnahme,

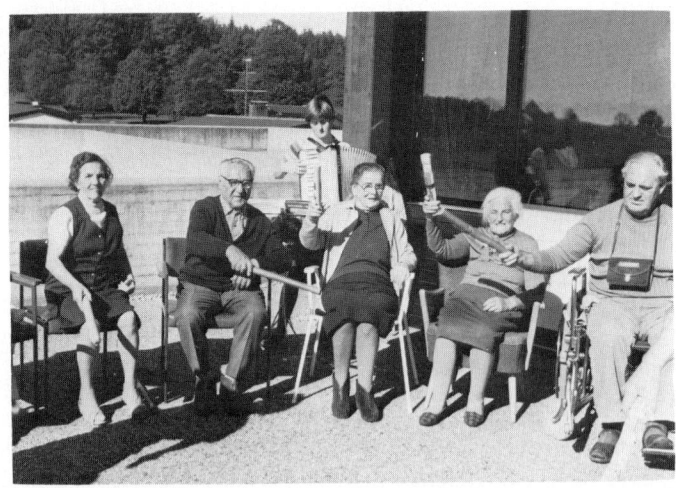

14a

Abb. 14   a–d Gruppengymnastik mit Patienten der Pflegestation.
Die Station wartet auf »ihre« Gymnastik, mit Harmonikabegleitung geht alles am
besten.

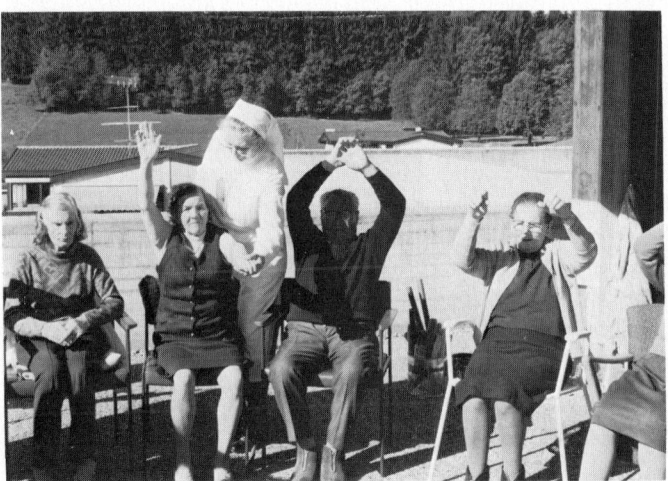

14b

Wem erst noch die Schwester den lahmen Arm bewegen muß . . .

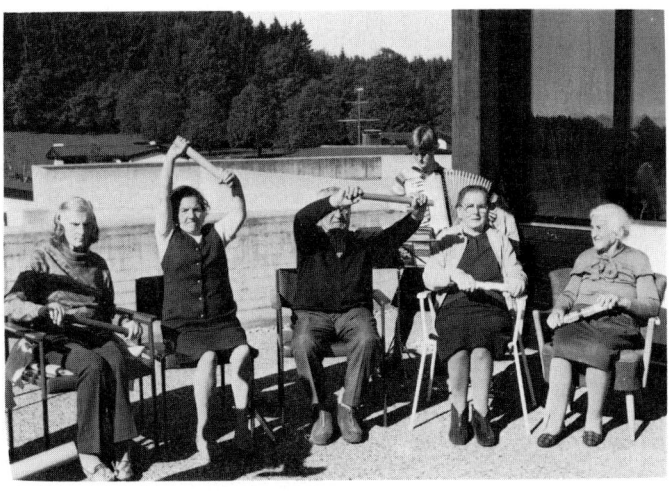

14c

...der lernt, daß er dies auch selbst tun kann.

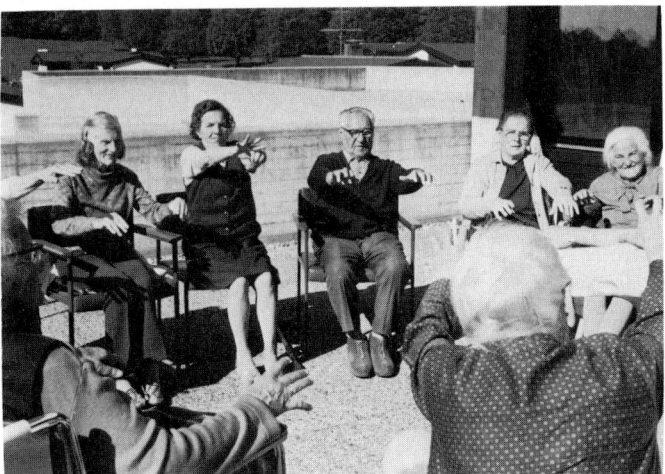

14d

Wer anfangs nicht mitmachen wollte, der lacht schließlich doch.

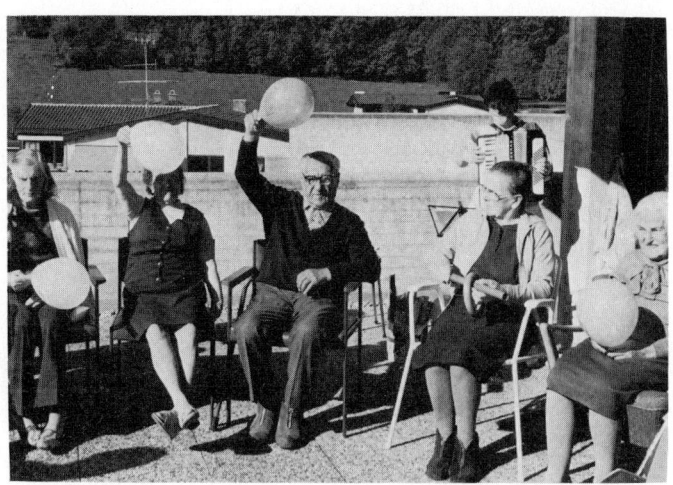

15a

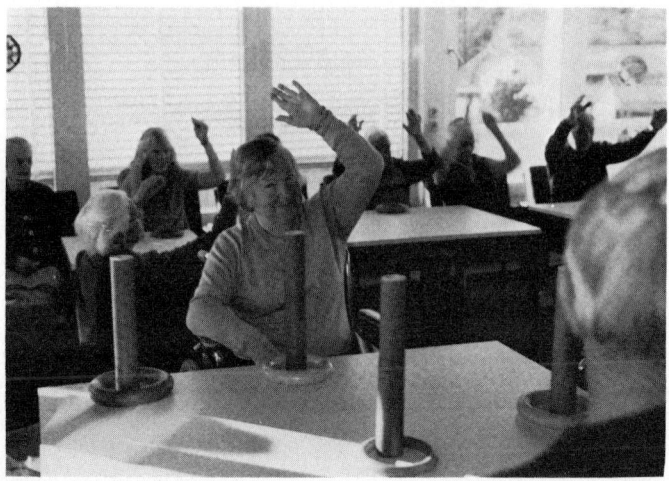

15b

Abb. 15   a und b   Luftballon und Tennisring auf Terrasse, Flur oder auch im Raum.

neue Eindrücke durch die ein wenig veränderte Umgebung, all das kann
sogar von Schmerzen ablenken und trübe Stunden verkürzen. Außerdem
wirkt sich die vorübergehende Sitzhaltung anregend auf Atmung, Kreislauf
und geistige Aktivität aus. Das Optimum aller Bewegungsförderung auf der
Pflegestation bietet schließlich die gemeinsame Spezialgymnastik im Sit-

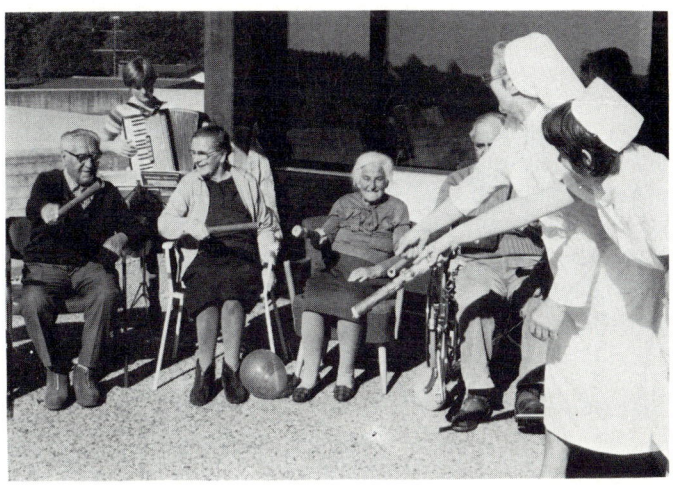

16a

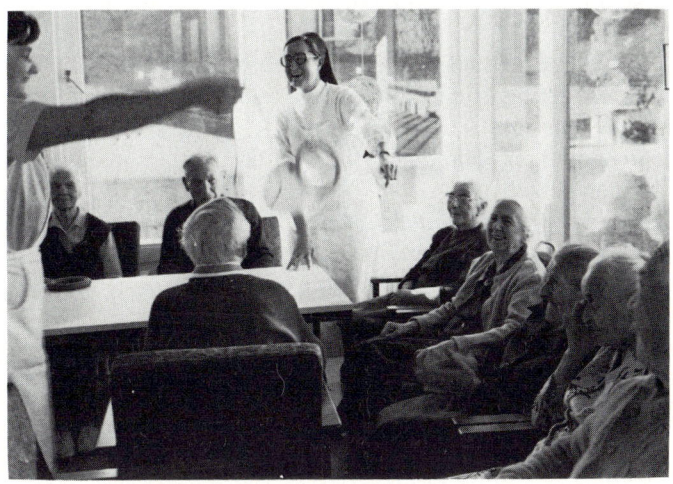

16b

Abb. 16   a und b   Die fröhlichen Schwestern beteiligen sich, ermuntern und loben.

zen, entweder in der Runde oder einander gegenüber an Tischen plaziert, sei es auf dem Gang vor den Zimmern, in einem Aufenthaltsraum oder gar auf der Terrasse. Am günstigsten ist wohl, wenn die Stationsschwester diese leitet, evtl. unter Assistenz einer in ihrem Sinn instruierten Helferin. Denn sie kennt ihre Leute am besten und wird kaum jemanden ausschließen, aber auch nicht ohne weiteres billigen, daß Ängstliche oder allzu Bequeme einfach streiken.

Hier folgen nun einige ganz einfache Übungseinheiten für eine gemeinsame »Gymnastik« mit den Unfähigsten der Pflegestation. Jede von ihnen verfolgt ein bestimmtes Ziel, denn auch in diesem Rahmen lassen sich Unterhaltung und Spaß mit Nutzen verbinden. Schaden kann keine der Übungen, man darf ruhig jede 5- bis 6mal ausführen lassen. Ein tongebendes Instrument, z. B. ein Tamburin, ist hier kaum zu entbehren, denn es weckt auf; es kommt ja darauf an, daß sich nicht nur alle beteiligen, sondern daß sie es gerne tun.

—— I. Hand und Finger

1. Die Hände in der Luft zu Fäusten ballen – dann Finger strecken und spreizen – Hände ab.
2. Die Finger zwischeneinanderstecken – auseinanderziehen, Hände ab.
3. Die Augen schließen. Dann abwechselnd mit je einem der gestreckten Zeigefinger: die Nasenspitze, das gegenüberliegende Ohrläppchen oder eine Schulter berühren.
4. Mehrmaliges »Händewaschen« in der Luft, zum Ausruhen Hände in den Schoß.
5. Auf den Oberschenkeln oder auf dem Tisch: eine Hand auf die andere legen. Fortlaufend und ziemlich rasch jeweils die untere Hand herausziehen und auf die obere legen.

—— II. Greifen und Halten

Jeder braucht eine Wunderrolle.

1. Rolle quer mit beiden Händen halten, sie anheben – fallen lassen – wieder greifen.
2. Rolle mit einer Hand an einem Ende fassen und anheben, so daß ein Ende den Scheitel berührt. Rolle ablegen, mit der anderen Hand üben.
3. Rolle am Tisch senkrecht aufstellen – Hände lösen – Rolle umblasen und dann wieder greifen.
4. Rolle mit beiden Händen fassen, sie mehrmals soweit als möglich vor- und wieder zurückrollen.
5. Rolle an einem Ende fassen – sich das andere auf die Gegenschulter klopfen, wieder ablegen. Gegengleich dasselbe.

III. Für die Geschicklichkeit

Jeder erhält einen Luftballon oder einen leichten Ball mittlerer Größe.

1. Beide Hände an den Ballon (Ball) legen und ihn um seine eigene Achse trudeln.
2. Ballon vor sich festhalten, abwechselnd je ein Ohr daranlegen. Dazwischen immer Kopf heben.
3. Ballon mit den Händen anheben – loslassen und ihn auf dem Tisch oder im Schoß wieder fangen.
4. Ballon mit den Händen auf den Scheitel legen, dabei Blick geradeaus, dann links, dann rechts und wieder ablegen.
5. Über und unter dem Ballon pusten.
6. Ballon in beiden Händen halten, im Takt mit diesem auf den Tisch klopfen.

Wenn etwa gar ein freundlicher Harmonikaspieler diese Gymnastik begleitet, so erreichen Eifer und Vergnügen der Gruppe einen erstrebenswerten Höhepunkt.

IV. Konzentration

Links und rechts beachten.

1. Erst mit der linken Hand winken, dann mit der rechten, über dem Kopf mit beiden.
2. Zum linken Nachbarn schauen – geradeaus. Dann zum rechten Nachbarn – Hände vors Gesicht.
3. Die rechte Hand greift kräftig den linken Arm – Pause – dann greift die linke Hand den rechten Arm – beide Hände auf den Kopf.
4. Auf der linken Seite Schulter und Ohr zusammenbringen – Kopf wieder gerade – dann dasselbe auf der rechten Seite – Stirn in beide Hände stützen.
5. Arme vorn verschränken. Erst den linken waagerecht vorstrecken und wieder auf den andern legen – dann den rechten Arm auf den linken und wieder zurück.

Schließlich versammelt sich die ganze Pflegestation zur Runde und freut sich noch einmal über das gelungene Sich-bewegen-Können. Der Phantasie sind keine Grenzen gesetzt, jedenfalls gehört häufiges Händeklatschen, lautes Singen oder beliebiges Bewegen nach Musik zum Programm. Mit bunten Bändern, Schals oder den schon erwähnten Plastiktopfreibern in Händen läßt sich viel Lustiges treiben, ohne den Nachbarn zu stören.

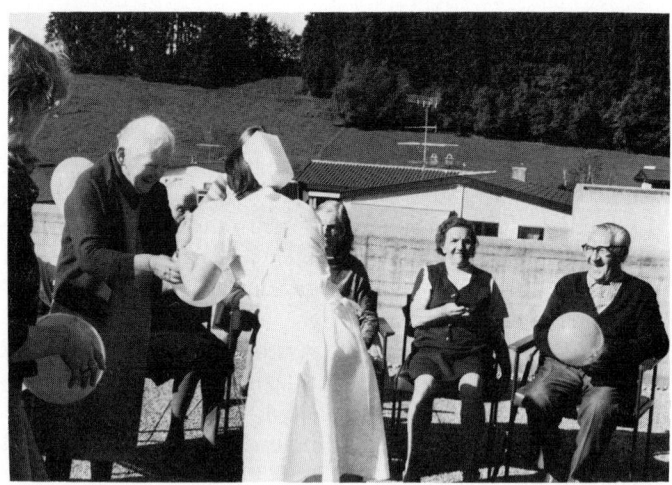

17a

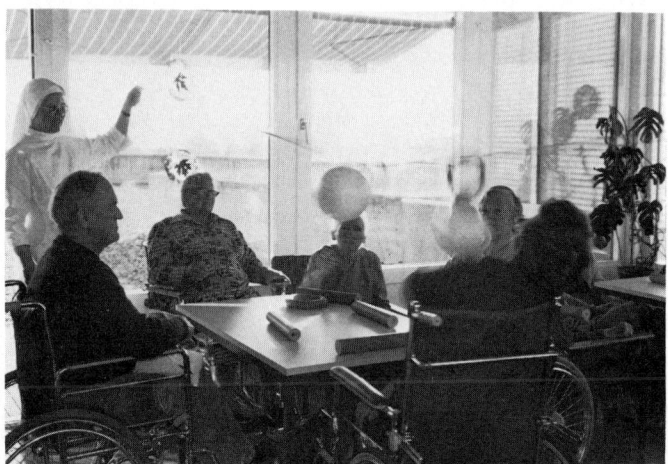

17b

Abb. 17   a und b Und alle auf der Station kamen wieder einmal heraus aus dem Bett.

≡ Gemeinsame »Gymnastik« für die Geübteren der Pflegestation

Alle Teilnehmer sitzen an den beiden Längsseiten von Tischen einander gegenüber.

Die Grundhaltung, aus der man alle Übungen beginnt und in der sie enden = *Hände im Schoß*.

1. a) Im Wechsel in die Hände klatschen, b) auf die Tischplatte klatschen.
2. a) In der Luft Fäuste ballen, b) die Fäuste auf den Tisch legen (Finger nach innen), evtl. alle nebeneinander in einer Reihe auf einen bunten Streifen in der Mitte der Tische, markiert durch ein Band, einen Streifen aus Krepp- oder Buntpapier, das an den Schmalseiten der Tische mit Reißnägeln befestigt ist.
3. a) Erst je eine, dann beide Hände an die Ohren legen. b) Alle Hände (nebeneinander) auf den Tisch (evtl. wie bei Nr. 2).
4. Abwechselnd beide Fäuste – beide Handflächen auf die Tischplatte legen. a) Anfangs Vierertakt = Fäuste 1, Schoß 2, Flächen 3, Schoß 4, b) Später Zweiertakt = Fäuste 1, Flächen 2.
5. Eine Handfläche auf den Tisch legen – die andere Hand auf diese. Dann fortgesetzt die untere herausziehen – auf die obere legen. Im Tempo 1–2, möglichst alle im Takt, kein Durcheinander!
6. Hände auf den Tisch legen. a) Schultern ohrenwärts ziehen, b) bewußt herunter*ziehen*, a) + b) im Wechsel.
7. Wieder beide Hände auf den Tisch, a) Erst mit dem einen, dann mit dem anderen Fuß fest auf den Boden stampfen, links 1, 2, 3 – rechts 1, 2, 3. b) Dann abwechselnd stampfen, links 1 – rechts 2. Wichtig: mit der *ganzen Sohle!*
8. *»Händewaschen«* in der Luft über dem Tisch.
9. a) 1. Beide Hände im Schoß, 2. Handflächen auf den Tisch, 3. Fäuste in der Luft ballen, 4. Handflächen auf den Tisch. b) 1. Hände im Schoß, 2. Fäuste auf den Tisch, 3. Alle 10 Finger gespreizt in die Luft, 4. Fäuste auf den Tisch.
10. *Klatschreihe:*
    a) Links neben dem Gesicht klatschen,
    b) vorn in der Mitte klatschen,
    c) auf den Tisch klatschen.
    Dann rechts vom Gesicht – sonst wie vorher.
11. *Horchübung.*
    Anfangs nur 2, später 3 Instrumente benutzen

Tab. 1   Gemeinsame Krankenzimmer-Gymnastik

Der Kranke im Bett	Der Kranke, der sitzen kann	Der Kranke, der schon stehen kann
1. Kopf vom Kissen heben – ins Kissen hineindrücken	Kopf vorbeugen – Kopf hinten anstemmen (Lehnstuhl, Wand)	Kopf zwischen die Schultern – wieder hoch herausziehen
2. Einen Arm neben den Kopf, einen neben den Körper legen, Stellung wechseln	dasselbe, aber Arm heben	dasselbe
3. Arme neben dem Körper, Fingerspitzen an Schulterkuppen führen, ablegen	dasselbe	dasselbe
4. Abwechselnd Hüfte und Schulter einer Seite von der Unterlage heben	Abwechselnd eine Gesäßhälfte anheben	Abwechselnd ein Bein »kürzer machen«, auf dem anderen stehen
5. Als Atemübung *blasen* – Tüte, Ballon ein wenig aufblasen		
6. Sich etwas auf die Seite legen, obenaufliegendes Bein nach Belieben bewegen, besonders Bein zurückführen	Nur auf einer Stuhlhälfte sitzen, freies Bein nach der Seite und nach hinten strecken	Mit den Händen anhalten, abwechselnd ein Bein vor- und zurückschwingen
7. Bettdecke aufschlagen – wieder hochziehen	Beide Unterarme auf die Knie legen, Oberkörper wieder aufrichten	Stock an den Beinen hinunterschieben, wieder heraufziehen
8. Hände ans obere Bettende bringen, herunterlegen	Hände nach oben an die Wand, wieder senken	Stock mit beiden Händen hochheben, herunternehmen
Zum Schluß: Spiel mit dem Luftballon		

(z. B. 2 Kochlöffel, S. 150 an eine Blechbüchse oder ein massives Glas klopfen).
Abmachung: 1. Ton = in die Hände klatschen im Takt,
2. Ton = mit flacher Hand auf den Tisch klatschen im Takt,
evtl. 3. Ton = Arme verschränken, still halten.
Erst einige Male die Reihenfolge einhalten, dann erst mischen.

12. Alle beteiligen sich daran, daß ein großer oder 2–3 kleine Bälle von einem Schmalende der Tischreihe zum anderen rollend hin und her befördert werden.

≡ Schlußworte

Der zweite Teil dieses Buches, der die »Bewegungsförderung in der Aktiv-Pflege« zum Thema hat, ist hiermit abgeschlossen.

Der Inhalt besteht aus einer Reihe von Übungsvorschlägen, die zum Programm der modernen Aktivpflege gehören, samt den dazugehörigen Durchführungsanweisungen.

Methodik und feststehende Regeln dürfen aber bei dieser Arbeit nicht die erste Rolle spielen, denn für unsere Altenpflege sind immer Zustand, Bedürfnis und Chancen des alten Menschen ausschlaggebend. Die vorliegenden Angaben erschöpfen keineswegs alle Möglichkeiten, die für diesen Zweck existieren; sie stellen vielmehr eine Basis dar, von der aus interessierte Altenbetreuer nach einiger Erfahrung weitere Formen und Varianten entwickeln können. Wie bei der Arbeit mit Kindern Phantasie und Erfindungsgabe unentbehrlich sind, so hat beides auch für den Umgang mit alten Menschen große Bedeutung. Es geht dabei weniger darum, ihnen interessante Spiele und Beschäftigungsmodelle anbieten zu können, als vielmehr bei den Gealterten alte Neigungen und besondere Fähigkeiten, die ihnen einst wert waren, aufzuspüren und sie auf diese Weise noch einmal zur Aktivität anzuspornen.

Das wird nur gelingen, wenn der Betreuer, die Pflegerin, die psychosozialen Bedürfnisse des alten Menschen aufspürt und sie, gemeinsam mit ihm, zu erfüllen bereit ist. Wie oft geschieht es z. B., daß Betreuer im Beisein der Alten, beim Gespräch untereinander, über seinen Kopf hinweg Beschlüsse fassen, die ihn angehen, seine ängstlichen Fragen aber mit einer oberflächlichen Information abspeisen. Daraufhin wird nicht selten auch ein noch so angenehmer Pflegling plötzlich rebellieren oder depressiv reagieren. Aufmerksamkeit, die dann das geeignete Wort im rechten Moment hervorbringt, hätte dieses verhüten und die Verfassung des Alten wieder zurechtrücken können. – Solcher Beispiele gäbe es viele, denn wir dürfen u. a. nicht verkennen, daß jeder der Pfleglinge ein Quantum Unfreiheit und Abhängigkeit auf sich nehmen muß und ständig gezwungen ist, Regeln zu befolgen, was früher oder später einmal aggressives Verhalten weckt und akut werden läßt, die dann die Lage noch erschweren. Guter Kontakt der Betreuerin, die die Situation vor dem Gefühlsausbruch erfaßt, und begütigende, beruhigende Worte im rechten Augenblick bringen den alten Menschen oft zur Einsicht.

Wenn »Trott« sich im Bereich der Altenpflege breitmacht, dann bahnt er den Weg zur Lethargie, die jeden Fortschritt lähmt und wieder in das Fahrwasser von einst mit seiner trostlosen Starre des Altenlebens steuert. Weder Zeit- noch Kräftemangel könnten dann als mildernde Umstände die Verantwortlichen entlasten, die entgegen ihrem besseren Wissen eine solche Entwicklung zuließen. Um irgendwo eine Veränderung einzuleiten, ist als erstes der kritische Blick in die Runde nötig; als zweites ein mutiger Griff, der das morsche Alte in Bewegung bringt, und an dritter Stelle viel freundliche Konsequenz, die das Neue und Bessere nicht nur anbahnt, sondern auch durch- und fortzusetzen vermag.

Wie oft hat schon ein einziges Rund-um-Schauen mit wachen Augen und ein kräftiges Zupacken an maßgeblicher Stelle nicht nur die Verantwortlichen aus der einschläfernden und darum so gefährlichen Alltags-Eintönigkeit aufgerüttelt zu gesunder Aktivität, sondern auch die Alten erfaßt und ihre Lebendigkeit geweckt.

Für alte, müde, behinderte Menschen ist schon »Ein-sich-wieder-bewegen-Wollen« belebende Reaktivierung, die sogar imstande ist, Lachen hervorzurufen. Lachen ist im Alter *die* Medizin, die aus Spannung, Verkrampfung und Starre zu erlösen vermag. Lachen hat die Eigenschaft, sich ganz von selbst fortzupflanzen, bis schließlich auch der letzte Alte auf der Pflegestation ihm nicht mehr widerstehen kann.

Frohes Lachen auf einer bewegungsfreudigen Pflegestation lohnt allen, die es miterleben, ihre Mühe.

Am besten kommt dies freilich dort zustande, wo *alle*, die im Hause leben, auch wenn anfänglich Unlust, Müdigkeit oder Behinderung dagegenstehen, sich dennoch auf ihre Weise für die Umgebung interessieren, aktiv werden und die neu gewonnene Beweglichkeit nutzen, um im Kreise der Gemeinschaft in altersgemäßer Lebendigkeit ihr Leben dankbar verbringen zu können.

Hoffentlich werden alle, die die geschilderten, keineswegs utopischen, sondern greifbaren Möglichkeiten unserer Zeit denen von einst gegenüberstellen, sich wünschen, auch ihr Teil dazu beitragen zu können, daß Bewegungsförderung und Aktivpflege endgültig an die Stelle der klassischen Passivpflege von damals treten können.

Sachverzeichnis

A

Aggressives Verhalten 169
Aktive Bewegung 31, 47, 109
– Übungen 118
Aktivierung 127 f., 133, 157
Aktivpflege 13, 16, 28, 105 f., 134, 170
Akut Kranker 127 ff.
Akuterkrankung 134
Akute Phase, Schlaganfall 151
Allgemeine Ziele 105
– Hinweise für die Praxis 16
Alltagsbewegungen 144 f.
Alltagseintönigkeit 170
Alltagsgebrauch 28, 31, 109, 121
Alltagsgepflogenheiten 28
Alltagsleben 145
Alltagsselbständigkeit 19, 21
Altengymnastik 20 f.
Altenpflegerinnen 15
Altenpflegeschulen 15
Alterserscheinungen 36
Altersrücken 18
Altersschwäche 20
Alters-Sport 16
Alters-Unfälle 137 ff.
Anatomie 25
Arm 27
Arteriosklerose 19
Arthritis 121
Arthrose 123, 138
Arthrotische Veränderungen 125
Atmung 24, 128
Ausdauer 18
Ausgangsstellungen 9, 33, 38, 120 f.

B

Ballfangen 81
Bauchdecken 26
Bauchlage 130
Bauchmuskeln 33 ff.

Bauchmuskeltraining 35
Beine 150, 151
Benommenheit 128
Beschäftigung 169
Beschwerden 25, 27
Bettruhe 127
Beugemuskeln 34 ff.
Beugesteife 108
Beugestellung 26, 128
Bewegungsablauf 28, 139
Bewegungsangst 124
Bewegungsapparat 16 f., 107, 110
Bewegungsausschlag 17
Bewegungsbehinderung 34
Bewegungseinschränkung 26
Bewegungsfähigkeit 17 f.
Bewegungsförderung 13, 15, 25, 107, 169 f.
Bewegungsfreiheit 28
Bewegungsintensität 23
Bewegungsketten 85, 131
Bewegungskombinationen 130
Bewegungskoordination 108
Bewegungslehre 25
Bewegungslosigkeit 106
Bewegungsprogramm 107
Bewegungsreiz 131
Bewegungsspiele 18, 21, 36, 80, 99 f.
Bewegungsunfähigkeit 25, 105 f.
Blickkontrolle 38
Blickrichtung 27
Blutdruckwerte 19
Blutgefäße 27, 128
Blutversorgung 121
Bodenberührung 135, 152
Brustkorb 27

D

Dauerlieger 106
Dauerpflege 17, 105

Degenerative Veränderungen 34
Depression 109
Diagnose 124
Dosierung, Gymnastik 18, 38
Drehbewegungen 33
Drehfähigkeit 33
Drehmuskeln 33
Durchbewegen 142 f.
Durchblutung 18, 139
Dynamischer Ablauf, Gymnastik 22

E
Eigenbewegung 143
Einfachstübungen 159
Einfallreichtum 107
Einhänder 80
Elastizität 18
Ellenbogenkontraktur 146
Endstellung 37
Energie, kinetische 18
Ergänzungsübungen 36 f.

F
Fahrlässigkeit 22
Fehlhaltung 34
Finger 27
Fingerkontraktur 146
Fingersteife 122, 139
Fingerübungen 122 ff.
Fingerverletzungen 80
Flankenkreis 23
Flüssigkeitsbestand 18
Formgefühl 21
Fortbewegung im Raum 36
Führungshilfe 155
Funktionsausfall 27
Funktionsfähigkeit 147 f.
Funktionsgerechte Maßnahmen 148
Fußbeschwerden 125 f.
Fußgelenke 126, 128
Fußkälte 138 f.
Fußsohlen 19
Fußstellung 126
Fußübungen 127

G
Gangarten 29
Gebrauchsbewegungen 27, 33, 120 f.
Gedächtnis 19
Gedächtnistraining 21, 36, 84 f., 88
Gefäßsystem 108
Gehen 134, 153, 155
Gehhilfe 135 f., 153 ff.
Gelenk 17
Gelenkserkrankung 123 ff.
Gelenkfläche 17
Gelenkkapsel 17, 108, 124
Gelenkkontraktur 146 f.
Gemeinschaft 17, 21, 170
Gesäßmuskeln 26, 34, 128
Geschicklichkeitsübungen 36 f., 88
Geschicklichkeitstraining 81 f., 88
Gespräche 169
Gewebedurchblutung 121 f.
Gewebeveränderung 31
Gicht 121
Gipsverband 138
Gleichgewichtssinn 23
Gleitfähigkeit 108
Greiffähigkeit 144
Gymnastik mit Ball 99 f.
– im Bett 131 f., 133 f., 140 f., 159
– mit Bügel 96 ff.
– mit Luftballon 95, 144
– paarweise 75 ff.
– mit Partner 78 ff.
– mit Reiber 89 ff.
– mit Schal 89
– mit Springball 93 f.
– mit Tennisring 93 f.
– am Tisch 78 f.
– mit Wunderrolle 78 ff., 92 f.
– mit Zeitungsblatt 94
– einfachste 162 ff.
– mit Geübteren 165 ff.
– im Krankenzimmer 168
Gymnastikgruppen 17, 19, 27, 124
Gymnastikraum 23

H
Halbseitenlähmung 145 ff.
Halsmuskelverkürzung 30
Halswirbelsäule 27, 117, 128
Haltung, gebeugte 32
– gute 31, 88, 115 f.
– richtige 32, 88
– schlechte 31 f.
Haltungsbild 32
Haltungsfehler 32, 116
Haltungsgefühl 32, 116
Haltungsschulung 37
Haltungsverbesserung 31
Hand 27, 54, 121 ff., 139, 148 f.
Handgelenksbruch 123, 139
Handgeräte, ungewöhnliche 23, 88 ff.
Heiterkeit 88
Hilfestellung 153 ff.
Hilfsbereitschaft 88
Hinweise, biologische 20
– methodische 22
– für die Praxis 105
– theoretische 17
Hornhaut 126
Hüftbeugekontraktur 146
Hüftgelenk 26, 29, 32 f., 129
Hüftgelenksersatz 137
Hühneraugen 126

I
Improvisation 17
Impuls für Muskeltätigkeit 130
Inaktivität 146
Internbereich 16
Isolierung 21, 80
Isometrische Arbeit 131 ff., 134, 159
– Spannung 133

K
Kettenwirkung 28
Klatsch-Reihe 40 f.
Klubarbeit 78 ff.
Kniegelenk 26, 29, 34 f., 128
– Streckfähigkeit 34
– Streckübungen 34
– Streckung 154

Kniegelenkkontraktur 146
Kniegelenkpendeln 125
Kniegelenkschienung 154
Kniekehle 34, 125, 128, 142
Knierolle 128
Knorpelsubstanz 17
Kontakt 134, 169
Kontraktur 145 ff., 148
Konzentrationstraining 24, 84, 88
Konzentrationsübung 36
Konzentrationsvermögen 19
Koordination 108, 145
Kopfdrehbewegung 30, 35
Kopfkreisen 87
Kopfseitneigen 30, 35
Körperhaltung 31, 128
Körperlängsachse 34
Kraft, manuelle 108
Krafteinsatz 22, 34
Kraftmangel 122
Kraftreserve 20
Kraftverbrauch 20 f.
Kranker, akut 127 ff.
Kreislauforgane 22

L
Lachen 21 f., 170
Lagerung 118 f., 128 ff., 147 f., 150
Lageveränderung 159
Langlieger 140 f.
Langzeitsitzhaltung 33
Leistungsbereitschaft 21 f.
Leistungsfähigkeit 22
Leistungsgleichgewicht 108
Lethargie 170
Luftballon 159

M
Manuelle Kraft 108
Massage 108
Medikomechanik 144
Mitella 118
Mobilisation, passive 108
Morgengymnastik 22, 87, 110 ff.
Musik 21
Musikinstrumente 24

Muskel 17 f.
Muskeldegeneration 34
Muskelkrampf 145
Muskelleistung 34
Muskelpaar 27

N
Nachuntersuchung 138
Nacken 27, 128
Nackensteifigkeit 30
Nervenbahnen 145
Nervensystem 18

O
Oberschenkelamputation 139 f.
Oberschenkelbruch 137
Organe 26
Organsysteme 17
Orthopädische Schuhe 158

P
Parole 159
Passive Maßnahmen 148
Passivität 105
Passivpflege 13, 105
Persönlichkeit 107
Pflegebedürftigkeit 127
Pflegerische Tätigkeit 151 f.
Pflegestation 106, 120, 158
Physiotherapie 123 f.
Polyarthritis 123 f.
Programmierung 15, 35
Prophylaxe s. Vorbeugung
Psychologische Überlegungen 20 f.

R
Radiusbruch 138
Reaktion 27
Reaktionstraining 24
Reaktionsübungen 24, 36, 41
Reaktionsvermögen 19, 80
Reaktivierende Maßnahmen 16, 28, 146
Reaktivierung 134, 170 f.
Reflexbewegung 30
Reflexkette 30

Regeneration 145
Rehabilitation 14, 20, 146 f., 151 f.
Rekonvaleszenz 127, 133, 137, 140 f.
Remobilisierung 139
Rheumatismus 121, 123 f.
Rhythmusangabe 24
Rollstuhlfahrer 80
Rumpf 26
Rumpfaufrichten 35
Rumpfbeuge 87
Rumpfdrehbewegung 35
Rumpfverschiebung 34

S
Schlaganfall 134, 143 ff.
– Akutphase 151
Schmerzen 17, 31, 117 f., 138, 146
Schuhe, orthopädische 158
Schulter 27, 31
Schulterblätter 27
Schultergelenk 30 f.
Schulterschlüsselbewegungen 31, 35
Schulterschmerzen 31
Schultersteife 31, 117 f.
Schwellung 126
Schwerpunkt 15, 18, 35
Schwerpunktverlagerung 154
Sehnen 17
Sehnenscheiden 17
Selbstbewußtsein 21
Selbstvertrauen 17
Selbsthilfeaktion 28, 30, 134
Selbsttraining 110
Selbstversorgung 31
Sitzen am Bettrand 157
Sitzhaltung, typische 28
Skelettveränderungen 32
Soforthilfe 110, 118
Spiegelbild 32, 137
Spitzfuß 149
Stammübungen 28, 35, 37
Standardbewegungen 28, 37
Stauung 126
Stehübungen 153 ff.
Stockbenützung 23, 124
Stockgänger 135 f.

Stoffwechselveränderung 17
Störungen, funktionelle 27
Streckfähigkeit, Hüftgelenk 35
Streckmuskeln 128
Streckreiz 131
Strecksteife 108
Streckübungen 34
Stundenablauf 37
Styroporkugeln 148
Substanzverlust 109

T
Taillenabstand 33
Tamburin 24
Teilnehmerzahl 85
Tempo 22
Tempoangabe 24, 37
Therapie, ärztliche 128
Toleranz 88
Tragfähigkeit, Beine 33
Treppensteigen 130, 135 f.
Trott 170
Turnkleidung 23

U
Üben im Bad 141, 148
Überdehnung 128
Übungseinheiten 36 ff.
Übungsgeräte 144
Übungsprogramm 110 ff., 125, 131 ff.,
   148
– vorrichtung 149
Umbetten 130
Umlagern 130
Unterstützungsfläche 33, 154

V
Veränderungen, arthrotische 125
– degenerative 34
Verhalten, aggressive 169
Verhaltensstörung 134
Verhütung 134
Verjüngung 20
Verletzungsgefahr 23, 81
Versteifung 28
Vorbeugung 13, 110, 125, 134

W
Wärme, feuchte 125
Wärme-Anwendung 118
Wärmezufuhr 150
Warnung 87
Wasserball 23, 81
Wasserhaushalt 17
Weichteilschwund 118
Wettbewerbe, spielerische 21, 24, 36,
   81, 100 f.
Widerstand 147
Wiederherstellung, funktionelle 127,
   133
Wiederholung 87
Wirbelkörper 18
Wirbelsäule 18, 29
Wirbelveränderungen 31

Z
Zellerneuerung 20
Zellverbrauch 20
Ziele, allgemeine 16
Zielsetzung 104
Zustand, postoperativer 137
Zwischenwirbelscheibe 27